Markus Treichler

Mensch – Kunst – Therapie

Markus Treichler

Mensch – Kunst – Therapie

Anthropologische, medizinische und
therapeutische Grundlagen
der Kunsttherapien

Urachhaus

Beiträge zu den Kunsttherapien
Band I

Die Deutsche Bibliothek – CIP-Einheitsaufnahme
Treichler, Markus:
Mensch – Kunst – Therapie: anthropologische, medizinische und therapeutische
Grundlagen der Kunsttherapie / Markus Treichler. – Stuttgart: Urachhaus, 1996
(Beiträge zu den Kunsttherapien; Bd. 1)
ISBN 3-8251-7105-1
NE: GT

ISBN 3-8251-7105-1
© 1996 Verlag Urachhaus GmbH, Stuttgart
Umschlag: Walter Schneider unter Verwendung eines Patientenbildes
Druck. WB-Druck, Rieden

Inhalt

Geleitwort

Unsere Welt ist in Bewegung. Veränderungen finden statt in kaum jemals dagewesenem Ausmaß. Was wir davon durch unsere Beobachtung bemerken, was wir durch historischen Vergleich erkennen, was wir etwa auch selbst dabei verursachen, ist nur ein verschwindend kleiner Teil von dem, was tatsächlich geschieht. Es geschieht um uns, in uns, mit uns.

Wer veranlaßt, wer betreibt, wer steuert all diese Erscheinungen und Vorgänge, denen gegenüber so etwas wie ohnmächtige Betriebsamkeit und ebenso auch das Gefühl einer betriebsamen Ohnmacht entsteht? Sind es Menschen, sind es Mächte, ist es das Unbewußte: Wer oder was steht hinter diesem Geschehen?

Dabei leben wir in einer Informationsgesellschaft. Kleinstmaschinen geben den Ton an und das Tempo vor. Alles kann gekonnt gemacht, alles soll vernetzt, alles muß berechnet werden. Ob »sich etwas rechnet«, darauf kommt es an. Offenheit und Transparenz, umfassende und globale Kommunikation, Entfaltung aller Möglichkeiten und Freiheiten: so etwa klingen die Hintergrundsideale. In Wirklichkeit aber – nehmen wir nur eines der unzähligen Beispiele heraus – zeigen sich sehr bald auch Grenzen. Die (sich rechnende) Freiheit (des freien Bürgers) auf den Straßen verstopft diese mit Blech und reizt die elementaren Aggressionen.

Denn unsere Informationsgesellschaft ist dies auch noch in einem ganz anderen Sinne. Sie bringt, sie zwingt uns in Form. Jene elektronisch gesteuerten Medien machen uns zu Einschaltquotisten, legen den spielenden Kindern die vorsprachlichen Evokationen in den Mund, geben ihnen Laut- und Körpergesten vor, zeigen den Jugendlichen, was am Leib getragen werden und ins Ohr hinein muß, bieten dem dadurch »frei« gewordenen Erwachsenen, wohin er seine Lust oder sein Mitleid lenken soll, auch, wie er sich vor Zweifel schützen und gegenüber allem Möglichen versichern kann. Einige, zuerst wenige derart in Form gebrachter, konform gemachter In-Formierter fallen dann irgendwie auf. Sie fallen heraus: aus der Familie, aus der Beschäftigung, aus der Wohnung, aus dem noch Verträglichen des Sozialvertrages, aus der Geographie (ihrer Heimat), aus der Welt-Anschauung ihrer Umgebung, aus dem Sinn, aus dem Leben.

In dem Maße, wie die öffentlichen Illusionen verstieben, indem Fehlinformationen, ja massive Falschinformationen ans Licht kommen, wachsen persönliche und gemeinschaftliche Verunsicherungen, Ängste, apokalyptische Gefühle vom Jahrhundert-Ende, Jahrtausend-Ende.

So führen nicht nur die materiellen Mängel und Schädigungen unserer Zivilisation, sondern in zunehmendem Maße auch die ideellen und psychischen Verunsicherungen über Mißtrauen und Verzweiflung zu Krisen und damit schließlich bis hin zu Krankheiten, zu Krankheiten der Seele wie des Leibes.

Da wo der Mensch als Zivilisations- und Kulturwesen irrt, verzweifelt, scheitert, wie er die Natur, die Sozietät und sich selber schädigt und kränkt, liegt gleichzeitig eine Chance: zu erkennen und zu überwinden. Es gibt die Möglichkeit zu einer Lösung.

Mensch – Kunst – Therapie zeigt als Entwurf, wie der Mensch gleichsam auch als Naturwesen mit der Kunst, mit den schöpferischen Potentialen der Welt verwandt und verbunden ist. Dadurch entsteht gleichsam naturgegeben die Möglichkeit der Überwindung, der Heilung.

Mensch – Kunst – Therapie ist nicht das Bild einer heilen Welt, sondern das Bild einer heilenden Welt. Ein Bild zunächst, das aber zur Realität wird, indem der Mensch es gestaltend ergreift. Es ist dieses Buch ein Versuch, ein Angebot hierzu. Der Versuch, den Markus Treichler unternimmt, besteht darin, den Menschen als Naturwesen zu begreifen, der auf seinem Entwicklungsweg, zu einem Kulturwesen zu werden, Kultus, Kunde (Wissenschaft) und Kunst aus sich hervor und in die Welt hineinbringt. Dabei betritt er über Krisen, Krankheiten und Kataklysmen, über Abwege, Umwege und Auswege immer neue Stufen des Ausgleichs, der Gesundung und einer Form des Heils, in der sich die weltanschauliche Polarisierung von einem offenen gegenüber einem geschlossenen Menschen und Weltbild aufhebt, in dem sie beide als rhythmisch verlaufenden Entwicklungsprozeß begreift.

Angebote müssen immer konkret, spezifiziert und das heißt beschränkt sein. Sie sind willkommen und berechtigt, wenn sie einer Nachfrage entsprechen. In Zeiten der Katastrophenmeldungen und Ohnmachtsstimmungen schießen auch die Heilsversprechungen ins Kraut. Therapieangebote hingegen müssen konturiert und verständlich ausfallen.

Markus Treichler hat dazu eine Form der Darstellung gewählt, die sein Angebot aus der Sicht und Praxis des anthroposophischen Arztes vermittelt: Behutsame, umkreisende, wiederholende Beschreibung der akuten

Wirklichkeit, der historischen Bezüge und der künftigen Möglichkeiten beschreiben einen Weg. Gegenüber einer weitverbreiteten thesensetzenden und zitierenden Überzeugungswissenschaft, die um intellektuell konkurrierende Selbstdarstellung in der herrschenden Wissenschaftsszene bemüht ist und ihre Anerkennung kämpferisch einfordert, führt er eine narrative, eine erzählende Wissenschaftlichkeit ein, die dem Leser nicht nur kognitiv entgegengeht, sondern ihn auch einstimmt und mitnimmt auf den Weg, eine Wirklichkeit zu erfassen und die Sichtweisen dazu zu verstehen. Weder die Zahl der Fakten, noch die Brillanz der Argumente, sondern die Nachvollziehbarkeit wird einen wirklich freilassenden Zugang möglich machen.

Es geht vor allem darum, Verständnis und Anregung bei den unmittelbar Betroffenen, den bedürftigen und potentiellen Nutzern zu vermitteln. Die Darstellungsweise läßt etwas ahnen von der Stimmung, dem zuversichtlichen Ernst kunsttherapeutischer Vorgänge und Räume, ihren Begegnungsformen und Werkstätten.

Ein weiteres ist ebenfalls zu ahnen: Das wiederholende, vielfältige Zugehen auf das zentrale Thema Kunsttherapie stellt dem Leser verschiedene Blickrichtungen zur Verfügung, läßt ihn gleichsam mit um die Sache herumgehen, macht ein langsam sich bildendes Eigenurteil möglich. Es wird gar nicht der Versuch gemacht, offene Fragen zu vertuschen. Es legt die Vermutung nahe, daß uns als Autor nicht ein »allwissender« Arzt, sondern der womöglich nicht nur auf therapeutischem Feld praktizierende Künstler begegnet, der Begeisterung und Scheitern, Neubeginn und Mühsal täglich erfahren hat und hinreichend kennt.

So ist das Buch ein Gespräch. Es berichtet nicht nur aus einer distanzierten Haltung über die kunsttherapeutische Arbeit, sondern auch aus unmittelbarer kunsttherapeutischer Tätigkeit heraus. Deshalb sollte es alle diejenigen interessieren, die professionellen Gebrauch davon machen wollen: Therapeuten, Ärzte, Kostenträger und solche, die nach Möglichkeiten suchen, die individuellen und sozialen Defizite und Krisen unserer Zeit zu überwinden. Das sind Klienten, Patienten, ihre Angehörigen und Berater ebenso wie die Meinungsbilder und Entscheidungsträger der Öffentlichkeit.

Und schließlich bietet es einen Beitrag für die Diskussion, die Klärung und die Abgrenzung auf einem Berufsfeld, auf dem die Wissenschaft (Medizin und Psychologie) und die Kunst und ihre Pädagogik sich zum Teil kontrovers gegenüberstehen, zum Teil kooperativ zusammenwirken. Die

Leser erhalten einen bildhaften Einblick in ein Gebiet, das ohnedies zunehmend mehr ins Interesse der Öffentlichkeit rückt und im Begriffe ist, sich entscheidend zu erneuern und zu entwickeln: das Gebiet der Therapie.

Prof. Fritz Marburg
Rektor der Fachhochschule für Kunsttherapie
Nürtingen, Februar 1996

Kunstdinge sind ja immer Ergebnisse des In-Gefahr-gewesen-Seins ... darin liegt die ungeheure Hilfe des Kunstdings für das Leben dessen, der es machen muß: daß es seine Zusammenfassung ist.

Rainer Maria Rilke, 1907

Einführung

Kunst ist ein Prozeß, eine Fähigkeit, ein Bedürfnis, eine Sehnsucht des Menschen. Kunst tut gut. Kunst hilft und befreit. Sie regt an und motiviert. Sie ist innovativ und kreativ. Das Bedürfnis nach Kunst wächst, vor allem in den hochtechnisierten Ländern. 1990 haben in Deutschland 100 Millionen Menschen 3500 Museen besucht; im Vergleich dazu waren es 25 Millionen Besucher in Fußballstadien.

Die Tendenz der Sehnsucht nach Kunst ist steigend. Kunst hat eine Dynamik, die zum Wegweiser für Menschen werden kann – sowohl in individuellen Situationen wie im Rahmen von Organisationsproblemen und gesellschaftlichen Entwicklungen.

Kunst als Wegweiser oder Hilfestellung im persönlichen Leben kann in Zeiten von Krisen oder Krankheiten besondere Bedeutung und Dringlichkeit bekommen. Insofern in den Künsten aufweckende, hilfreiche therapeutische Potentiale enthalten sind, können sie in den Bereichen der individuellen wie der gesellschaftlichen Krisenbewältigung und der medizinischen Krankenbehandlung eingesetzt werden. Dies ist im Grunde seit Jahrtausenden bekannt. Durch Modifikation und Anwendung künstlerischer Mittel und Prozesse unter diagnostischen und gezielten therapeutischen Gesichtspunkten kann Kunst zu einem therapeutischen Instrument in der modernen Medizin werden. Dazu bedarf es Vorarbeiten und Vorkenntnissen bei Ärzten und Therapeuten in Anthropologie und Medizin, in Diagnostik und Therapie, in Psychologie und natürlich nicht zuletzt in den Künsten. Wenn von Kunst als Therapie, von Kunsttherapie oder künstlerischen Therapien die Rede ist, ergeben sich Fragen:

Wie wird Kunst zur Therapie?
Wie kann Kunst heilen?
Wie ist die Situation der Kunsttherapie heute?
Wird Kunsttherapie von den gesetzlichen Krankenkassen bezahlt?
Wer verordnet Kunsttherapie?
Wo findet man Kunsttherapeuten?
Welche Kunsttherapien gibt es?
Was ist anthroposophische Kunsttherapie?

13

Wie ist der anthroposophische Ansatz in den Kunsttherapien?

Welche anthropologischen und medizinischen Grundlagen gibt es für die Kunsttherapien?

Welche Indikationen und Wirkprinzipien gibt es?

Wann und wem hilft Kunsttherapie?

Ist Kunsttherapie gleich Psychotherapie?

Zu diesen – und noch mehr – Fragen gibt es Überlegungen und Erfahrungen, gibt es Ansätze, Ideen und Erkenntnisse, aus denen sich Antworten bilden können. Das Buch ist aus einer Reihe von Vorträgen entstanden und möchte letztlich Antwort auf die Frage geben:

Kann Kunst Therapie sein?

Archaischer Torso Apollos

Wir kannten nicht sein unerhörtes Haupt,
darin die Augenäpfel reiften. Aber
sein Torso glüht noch wie ein Kandelaber,
in dem sein Schauen, nur zurückgeschraubt,

sich hält und glänzt. Sonst könnte nicht der Bug
der Brust dich blenden, und im leisen Drehen
der Lenden könnte nicht ein Lächeln gehen
zu jener Mitte, die die Zeugung trug.

Sonst stünde dieser Stein entstellt und kurz
unter der Schultern durchsichtigem Sturz
und flimmerte nicht so wie Raubtierfelle;

und bräche nicht aus allen seinen Rändern
aus wie ein Stern: denn da ist keine Stelle,
die dich nicht sieht. Du mußt dein Leben ändern.

Rainer Maria Rilke

Die aktuelle Situation der Kunsttherapien im Gesundheitswesen

Die Situation ist von Entwicklung und Wandel gekennzeichnet. Kunsttherapien sind im therapeutischen Angebot der modernen Medizin auf der Seite der Ärzte oft noch unbekannt und ungewohnt, auf der Seite der Patienten allerdings mehr und mehr bekannt und gefragt. Kunst wird entdeckt: Sie ist nicht nur schön und nicht immer schön, aber sie regt an, sie tut gut, sie kann Wegweiser und Hilfe sein. Kunst kann – so erleben es immer mehr Patienten, Therapeuten und Ärzte – Therapie sein.

Künstlerische Therapien in die Medizin des 20. Jahrhundert eingeführt zu haben, ist eine Pionierleistung der anthroposophischen Medizin. Die therapeutische Anwendung von Farben, malerischen oder gestalterischen Mitteln, musikalischen und sprachlichen Elementen und den Qualitäten der Bewegung geht auf Forschungsergebnisse und Hinweise Rudolf Steiners zu Anfang der zwanziger Jahre zurück. Diese wurden von seinen Schülern – Ärzten, Heilpädagogen und Künstlern (Ita Wegman, Margarethe Hauschka u.a.) – aufgegriffen, unter pragmatischen Gesichtspunkten therapeutisch angewendet und mit den gesammelten Erfahrungen weiterentwickelt. In den dreißiger Jahren begann unabhängig von der anthroposophischen Entwicklung in Europa auch in den USA eine kunsttherapeutische Arbeit zunächst mit Kindern, später mit Erwachsenen. Die Pionierinnen der amerikanischen Kunsttherapie sind Margaret Naumburg, Edith Krämer und Elenor Ulman. Das »National Institut of Mental Health« in den USA hat die immense Literatur zu den Grundlagen und Anwendungen der kunsttherapeutischen Methoden katalogisiert. In den USA ist das Berufsbild des Kunsttherapeuten seit 1960 öffentlich anerkannt.

In dieser Zeit entstanden auch für die europäische Entwicklung der kunsttherapeutischen Anwendung neue Impulse im nichtanthroposophischen medizinischen Bereich, vor allem durch kunstinteressierte Psychiater und Psychotherapeuten.

Inzwischen gibt es an mehreren Hochschulen und Akademien in Deutschland Studiengänge oder Aufbaustudien in Kunsttherapie oder Musiktherapie.

Die Anwendung kunsttherapeutischer, musiktherapeutischer, bewegungstherapeutischer oder anderer künstlerisch-therapeutischer Methoden findet sich heute überwiegend im Bereich der Psychiatrie, Psychotherapie und Psychosomatik sowie – sehr viel seltener – im Bereich der Onkologie oder weniger anderer chronischer körperlicher Erkrankungen. Das Spektrum der künstlerischen Therapien hat sich in den letzten Jahren erheblich erweitert. Die Vielfalt ist heute schon fast unübersehbar. Es gibt bereits mehrere Vorschläge zur Unterscheidung der verschiedenen kunsttherapeutischen Ansätze. Dabei findet sich immer auch der »anthroposophische Ansatz«. So finden wir in der Literatur z.B. folgende methodische Unterscheidung:

1. den anthroposophischen Ansatz
2. den ausdrucks- und erlebnisorientierten Ansatz
3. den analytisch tiefenpsychologischen Ansatz[1]

Oder, in einer mehr pragmatischen Unterscheidung, die Differenzierung in einen »psychiatrischen Ansatz, einen künstlerisch-kunstpädagogischen Ansatz, einen heilpädagogischen Ansatz, einen psychotherapeutischen Ansatz, einen anthroposophischen Ansatz, einen rezeptiven Ansatz und einen integrativen Ansatz« in den kunsttherapeutischen Anwendungsbereichen.[2]

Während es weltweit bereits eine Fülle an Literatur zu kunsttherapeutischen Themen gibt, allein die Salzburger Dokumentation hat bisher bereits über 1000 Titel in deutscher Sprache erfaßt, liegen nach unserer Kenntnis nur wenige in streng wissenschaftlichem Sinn überzeugende Studien zur Wirksamkeit kunsttherapeutischer Anwendungen oder Darstellungen zur wissenschaftlichen Begründung der Wirksamkeit kunsttherapeutischer Verfahren vor. Natürlich gibt es für das Fehlen solcher Arbeiten gute Gründe, die durchaus in der Sache selbst liegen, nämlich in der Anwendung von Kunst oder künstlerischen Verfahren im Bereich der wissenschaftlichen Heilkunde und deren naturwissenschaftlich geprägten Methoden, die einem individuellen künstlerisch-therapeutischen Weg entgegengesetzt sind.

Halten wir den gegenwärtigen Stand der Kunsttherapien und der Kunsttherapeuten fest, so ergibt sich folgendes Bild:

Jahrzehntelange Erfahrungen in der Anwendung verschiedener kunsttherapeutischer Verfahren im Bereich der Psychiatrie, Psychotherapie, Psychosomatik, aber auch bei bestimmten körperlichen Erkrankungen.

Eine große Anzahl von Veröffentlichungen, grundlegenden Darstellungen, theoretischen Begründungen und Erfahrungsberichten von Therapieverläufen.

Eine zunehmende Anzahl von tätigen Kunsttherapeuten verschiedenster künstlerisch-therapeutischer Fachrichtungen, die selbst aus verschiedenen Berufen kommen, mit künstlerischer, psychologischer, psychotherapeutischer, kunstpädagogischer, heilpädagogischer, sonderpädagogischer, ärztlicher oder sozialpädagogischer oder pflegerischer Vorbildung.

Eine zunehmende Anzahl von Ausbildungsmöglichkeiten und Studiengängen an privaten Ergänzungsschulen, Fachschulen, Fachhochschulen, Hochschulen, Akademien und Universitäten.

Ein unzureichendes, aber durchaus wachsendes Stellenangebot für kunsttherapeutisch Tätige in Kliniken (vor allem psychiatrische, psychosomatische und psychotherapeutische Kliniken), in Rehabilitationseinrichtungen, in Kurkliniken und Sanatorien, in Altenheimen, in heil- und sonderpädagogischen Einrichtungen, darüber hinaus auch in Einrichtungen des Strafvollzugs, schließlich in Therapeutika und freien Praxen.

Angesichts dieser dynamischen Situation ist es verwunderlich, daß der Beruf des Kunsttherapeuten in Deutschland weder geschützt, noch als Heil- oder Medizinalfachberuf öffentlich anerkannt ist, obwohl er an privaten wie an staatlichen Ausbildungsgängen zu erlernen ist. Es gibt keine bundeseinheitliche Regelung zur Anerkennung der Berufsbezeichnung des Kunsttherapeuten. Dies bedeutet aber nicht, daß es verboten wäre, sich Kunsttherapeut zu nennen.

Aus der Tatsache, daß die Kunsttherapeuten nicht durch den Bundesgesetzgeber anerkannt sind, folgt auch nicht, daß Leistungen, die sie erbringen, von den Krankenkassen nicht erstattet werden können. Es ist vielmehr die Aufgabe der Interessenvertreter der tätigen Kunsttherapeuten, d.h. der Berufsverbände, in Verhandlungen mit den Kostenträgern einzutreten und eine Vergütung der kunsttherapeutischen Leistungen zu erreichen. Der Berufsverband für anthroposophische Kunsttherapie und der Berufsverband Heileurythmie sind, zusammen mit der Gesellschaft Anthroposophischer Ärzte in Deutschland, in diesem Bestreben aktiv, um zu einer Anerkennung des Berufsbildes und der beruflichen Tätigkeit der Kunsttherapeuten beizutragen.

Zur rechtlichen Situation in Deutschland

Aufgrund der eben geschilderten Lage ist die rechtliche Situation der

Kunsttherapeuten in Deutschland derzeit nicht vollständig geklärt. Das hat durchaus positive und negative Aspekte.

Der negative Aspekt ist zunächst der, daß das Berufsbild nicht geschützt, die Berufstätigkeit nicht geregelt und vor allem die Vergütung durch gesetzliche Krankenkassen nicht gewährleistet ist.

Der positive Aspekt an der Situation ist, daß es aufgrund mangelnder Vorschriften oder Gesetze sehr viel unreglementierten Freiraum gibt für die persönliche Entfaltung, für die Selbstgestaltung und freiwillige Selbstorganisation der tätigen Kunsttherapeuten.

Dies gilt für alle kunsttherapeutisch Tätigen, gleich welche Ausbildung sie absolviert haben. Dabei ist die Situation der in klinischen oder ähnlichen institutionellen Zusammenhängen arbeitenden Therapeuten rechtlich und wirtschaftlich in der Regel sehr viel besser als für die in einer eigenen Praxis oder Ambulanz Tätigen.

Auch wenn der Beruf des Kunsttherapeuten weder als Heilberuf, noch als Medizinalfachberuf bundeseinheitlich vom Gesetzgeber anerkannt ist und insofern streng genommen keine rechtliche Regelung und Absicherung der therapeutischen Tätigkeit besteht, d.h. der Kunsttherapeut im Grund genommen keine Heilerlaubnis hat, so gibt es derzeit, soweit zu erkennen ist, keine Bestrebung, die Arbeit von ambulant oder stationär tätigen Kunsttherapeuten einzuengen oder gar zu untersagen. Im Gegenteil, es nimmt ja nicht nur die Zahl der Kunsttherapeuten ständig zu, es scheint auch der Ruf der Kunsttherapie sich immer weiter positiv zu entwickeln. Dies ist sicherlich in der engagierten, überzeugenden und sinnvollen Tätigkeit der Kunsttherapeuten begründet.

Trotzdem erhebt sich die grundsätzliche Frage, inwieweit sie aufgrund ihrer Ausbildung und ihrer rechtlichen Absicherung allein und selbständig mit Patienten therapeutisch tätig werden können, sollen oder dürfen – oder inwieweit sie aufgrund einer Delegation durch einen Arzt nach ärztlicher Diagnose und Verordnung unter ärztlicher Verantwortung arbeiten. Letzteres entspräche dann einem Medizinalfachberuf, wie Krankengymnasten, Logopäden und nach dem derzeitigen Gesetzesstand auch nichtärztliche Psychotherapeuten. In Deutschland gibt es derzeit nur zwei gesetzlich anerkannte Heilberufe, die selbständig Heilkunde ausüben dürfen, nämlich den Arzt und den Heilpraktiker.

Unter berufsrechtlichem Aspekt ist die Situation also eindeutig: Niemand außer Ärzten und Heilpraktikern darf selbständig Heilkunde ausüben, d.h. allein Kranke behandeln. Wer außerhalb dieser Berufsgruppen therapeu-

20

tisch mit Patienten arbeiten will, darf dies nur »als verlängerter Arm des Arztes« tun, das heißt nach dessen Indikation bzw. Verordnung, z.B. durch ein Rezept. Dabei trägt der Arzt die Aufsichtspflicht und Verantwortung, daß der Patient durch die angewandten therapeutischen Maßnahmen nicht geschädigt wird. Wie intensiv, eng oder locker die ärztliche »Überwachung« der therapeutischen Arbeit an dem zum Kunsttherapeuten geschickten Patienten ist, kann von Fall zu Fall, je nach der Schwere des Krankheitsbildes und der therapeutischen Maßnahme variieren. Diese Verantwortung des verordnenden Arztes ist gegenüber allen Medizinalfachberufen (Heilhilfsberufe) in gleicher Weise gegeben (vgl. § 15 u. 28 SGB V). Nur die nichtärztlichen Psychotherapeuten (Psychologen), die in Delegationsverfahren im Auftrag eines Arztes therapeutisch tätig werden, haben eine etwas größere Freiheit und Eigenverantwortung gegenüber dem delegierenden Arzt. Sonst gilt generell: der Therapeut (Kunsttherapeut, Masseur, Krankengymnast, Logopäde etc.) trägt die Verantwortung dafür, daß er seine Arbeit »lege artis« , d.h. nach den Regeln der Kunst ausübt; der verordnende Arzt hat es zu verantworten, daß die von ihm verordnete Therapie auch richtig, d.h. therapeutisch sinnvoll und nicht schädlich oder kontraindiziert ist. Der Arzt muß sich im Zweifelsfall vergewissern, daß seine Verordnung auch angemessen ausgeführt wird. Dies ist ohne Unterschied so bei allen anerkannten Medizinalfachberufen wie in gleicher Weise bei den nicht anerkannten Kunsttherapeuten.

Die gesetzliche Regelung bezieht sich auf den Schutz des Berufsbildes und der Berufsbezeichnung, nicht auf den Schutz oder gar die alleinige (vorbehaltliche) Erlaubnis der entsprechenden Tätigkeit. Eine vorbehaltliche (alleinige) Erlaubnis zur Ausübung der Heilkunde gibt es nur für Ärzte, Heilpraktiker und im Falle der Geburtshilfe für die Hebammen und Ärzte.

Im Klartext heißt dies: Jeder kann sich derzeit Kunsttherapeut nennen, weil die Berufsbezeichnung ungeschützt ist, und jeder kann auch kunsttherapeutisch arbeiten, wenn er es auf ärztliche Verordnung und Verantwortung hin tut. Eine gewisse Garantie, ob er diese therapeutische Arbeit auch nach den anerkannten Regeln ausübt, bietet entweder eine entsprechende Berufsausbildung oder die Mitgliedschaft in einem entsprechenden Berufsverband, wenn dessen Mitgliedschaft die Kriterien einer abgeschlossenen Ausbildung oder Gleichwertiges enthält.

Zur Kostenerstattung

Für die Kostenträger der gesetzlichen Krankenversicherung (GKV) regelt §
124, SGB V die Zulassung sogenannter Heilmittelerbringer, das heißt der
Therapeuten, welche die Landesverbände der gesetzlichen Krankenkassen
erteilen können. Danach »ist zuzulassen wer:

1. die für die Leistungserbringung erforderliche Ausbildung sowie eine
    entsprechende, zur Führung der Berufsbezeichnung berechtigende Er-
    laubnis besitzt,
2. eine berufspraktische Erfahrungszeit von mindestens zwei Jahren
    nachweist, die innerhalb von zehn Jahren vor Beantragung der Zulas-
    sung in unselbständiger Tätigkeit und in geeigneten Einrichtungen
    abgeleistet worden sein muß,
3. über eine Praxisausstattung verfügt, die eine zweckmäßige und wirt-
    schaftliche Leistungserbringung gewährleistet, und
4. die für die Versorgung der Versicherten geltenden Vereinbarungen
    anerkennt« (§ 124, SGB V).

Um die Zulassung durch die gesetzlichen Krankenkassen zu erreichen, muß
der Beruf des Kunsttherapeuten nicht gesetzlich geregelt und geschützt sein
im Sinne eines Medizinalfachberufes und eines dafür notwendigen Bundes-
gesetzes. Jeder Kunsttherapeut, der die genannten Voraussetzungen nach §
124 erfüllt, kann über seinen Berufsverband oder auch selbständig sich bei
einer Krankenkasse um Zulassung bemühen. Es gibt allerdings kein Recht
oder Gesetz, wonach er die Zulassung bekommen muß – das Gesetz kann
die Zulassung durch die GKV nur erlauben und damit in den Entschei-
dungsrahmen der Selbstverwaltung im Gesundheitswesen (hier GKV bzw.
Bundesausschuß der Ärzte und Krankenkassen) übergeben.

Wäre die Kunsttherapie in den Heilmittelrichtlinien des Bundesausschusses der Ärzte und Krankenkassen enthalten, so müßten die gesetzlichen
Krankenversicherungen die Leistungen der Kunsttherapeuten bezahlen. Da
dies nicht der Fall ist, sie aber im Sozialgesetzbuch V, § 2, 34 und 92
ausdrücklich nicht ausgeschlossen sind, dürfen die gesetzlichen Krankenkassen die entsprechenden Leistungen bezahlen – wenn sie wollen und die
Leistung nicht § 12, SGB V (Wirtschaftlichkeitsgebot) widerspricht.

Damit ist vom Gesetzgeber die Möglichkeit gegeben, durch gute therapeutische Leistungen bei Patienten und politische Überzeugungsarbeit bei
den Krankenkassen und Behörden eine Anerkennung der therapeutischen

Tätigkeit und des Berufsbildes wie auch eine angemessene Vergütung (Bezahlung) zu erreichen. In direkten Gesprächen mit den Krankenkassen liegen die Chancen. Eine Aufnahme in die Heilmittelrichtlinien des Bundesausschusses der Ärzte und Krankenkassen ist dagegen zur Zeit noch unwahrscheinlich. Aber auch dies kann sich entwickeln. Eine gesetzliche Regelung des Kunsttherapeuten als Medizinalfachberuf ist in absehbarer Zeit nicht zu erwarten. Ein solcher gesetzlicher Anerkennungsprozeß dauert Jahre intensivster politischer Bemühungen.

Für den innerhalb der anthroposophischen Medizin tätigen Kunsttherapeuten kann sich unter Umständen eine rechtlich und wirtschaftlich günstigere Situation entwickeln, insofern die anthroposophische Medizin eine vom Gesetzgeber anerkannte besondere Therapierichtung im deutschen Gesundheitswesen ist und die »Behandlungsmethoden, Arznei- und Heilmittel der besonderen Therapierichtungen«, wie es in SGB V, § 2, Abs. 2, heißt »nicht ausgeschlossen sind«.[3] Damit ist gemeint, daß diese Maßnahmen von der Kostenerstattung durch die gesetzlichen Krankenkassen (GKV) nicht ausgeschlossen sind, wenn die Verordnung durch den Arzt § 11 und § 12 SGB V nicht widerspricht, und der Kunsttherapeut selbst die Voraussetzungen nach § 124 und 125 SGB V erfüllt.[4]

Trotz dieser eindeutigen gesetzlichen Regelung in SGB V ist damit die allgemeine leistungsrechtliche Anerkennung einer Kunsttherapie noch nicht gegeben. Denn die Verordnungsfähigkeit und damit die allgemeine leistungsrechtliche Anerkennung durch die GKV (gesetzlichen Krankenkassen) ist in der Bundesrepublik Deutschland durch die Richtlinien des Bundesausschusses der Ärzte und Krankenkassen geregelt. In diesen Richtlinien sind Kunsttherapien bisher nicht aufgeführt und damit streng genommen nicht verordnungsfähig[5], das heißt die gesetzlichen Krankenkassen müssen diese Therapien nicht bezahlen. Gleichwohl können sie aber auf dem Kulanzwege diese therapeutischen Leistungen bzw. die Leistungserbringer durchaus vergüten. Dies kann und muß in Gesprächen mit den Krankenkassen zwischen dem einzelnen Leistungserbringer oder dem Interessenvertreter der Leistungserbringer (Berufsverbände) geregelt werden.

Aufgrund dieser Diskrepanz zwischen dem Gesetz (SGB V) und den Richtlinien eines unabhängigen Ausschusses (Bundesausschuß der Ärzte und Krankenkassen) gibt es derzeit die Unsicherheiten in der Bezahlung von Kunsttherapien durch gesetzliche Krankenkassen.

Nach der bisher gültigen Rechtsprechung des Bundessozialgerichts (BSG) in Kassel haben Patienten, die sich im Sinne einer besonderen Therapierichtung behandeln lassen wollen, ein Anrecht darauf, gemäß SGB V § 2 die zu der besonderen Therapierichtung immanent gehörende therapeutische Maßnahme von der GKV vergütet zu bekommen, wenn der Arzt (und der ausführende Therapeut im Falle einer verordneten Kunsttherapie) ebenfalls zu der besonderen Therapierichtung gehören. Diese »Dazugehörigkeit« wird mit dem Terminus der »Binnenanerkennung« beschrieben.

Derzeit (1996) sind zumindest in Baden-Württemberg die gesetzlichen Krankenkassen und der Medizinische Dienst der Krankenkassen (MDK) der Rechtsauffassung, daß anthroposophische Kunsttherapie und Heileurythmie dann von den Kassen bezahlt werden müssen, wenn die Voraussetzungen der Binnenanerkennung zutreffen (also Arzt und Therapeut müssen die besondere Therapierichtung beherrschen, der Patient muß sie wollen). Diese Rechtsauffassung sollte sich in nächster Zeit bundesweit durchsetzen.

Kann Kunst heilen?

Wirkprinzipien der anthroposophischen Kunsttherapien

Kann Kunst heilen? Die Frage ist provokativ und rhetorisch zugleich. Bevor wir zu ihrer Beantwortung kommen, stellen sich noch eine Reihe weiterer Fragen:

Wie soll Kunst heilen können?
Was soll Kunst heilen können?
Was ist Heilung?
Was ist Krankheit?
Und schließlich: Was ist Kunst?

Beginnen wir mit der letzten Frage:
Pablo Picasso wurde einmal gefragt, was Kunst sei. Darauf antwortete er: »Wenn ich wüßte, was Kunst ist – so würde ich es für mich behalten.«

Der große Maler unseres Jahrhunderts, der so viele Kunstwerke geschaffen hat, hat sich geschickt herausgeredet. Aber steckt nicht eine wahre Aussage darin? Zum Beispiel, daß es sich bei Kunst immer um einen sehr individuellen, kreativen Prozeß handelt, über den ein Künstler selbst kaum oder nur schwer etwas Allgemeines sagen kann, weil es bei jedem Künstler wieder in etwas anderer Weise geschieht?

Auf eine etwas humorvollere Weise hat sich der österreichische Dichter Johann Nestroy aus der Affäre gezogen, indem er, eine Formulierung des Volksmundes aufgreifend, gesagt hat: »Kunst ist – wenn man's nicht kann. Denn wenn man's kann, ist's ja keine Kunst!« Dagegen steht die andere Volksweisheit, daß Kunst von Können herkommen soll und nicht von Wollen, denn sonst hieße es vielleicht »Wulst«.

Vielleicht kommt Kunst aber weder von Können, noch von Wollen, sondern von Sich-Abmühen, von Ringen, Abtrotzen, Sich-Überwinden, vom Nicht-Aufgeben, mit einem Wort: von Kämpfen; das heißt tatsächlich vom Nicht-Können, aber trotzdem weitermachen, weiter sich bemühen.

Meine eigene Definition von Kunst ist: Kunst ist das, was Zukunft in sich hat.

Rainer Maria Rilke hat es zu Beginn unseres Jahrhunderts so ausgedrückt: »Vielleicht war es immer so. Vielleicht war immer eine weite Fremde zwischen einer Zeit und der großen Kunst, welche in ihr entstand. Vielleicht waren die Kunstwerke immer so einsam, wie sie es heute sind, und vielleicht war der Ruhm niemals etwas anderes als der Inbegriff aller Mißverständnisse, die sich um einen neuen Namen versammeln. Es liegt kein Grund vor zu glauben, daß es jemals anders war. Denn das, was die Kunstwerke unterscheidet von allen anderen Dingen, ist der Umstand, daß sie gleichsam zukünftige Dinge sind, Dinge, deren Zeit noch nicht gekommen ist. Die Zukunft, aus der sie stammen, ist fern.«

Wenn Kunst also gewissermaßen die Zukunftsperspektive für den Menschen ist, dann wird der Künstler, derjenige, der mit Kunst umgeht, und schließlich auch der Heilkünstler, der künstlerische Therapeut, der Kunsttherapeut anders auf den Menschen zugehen als der nichtkünstlerische Mensch. Künstler sind die Seismographen unter den Menschen, die ein Menschenbeben, Seelenbeben, ein Kulturbeben, soziale Verwerfungen oder historische Erschütterungen auf empfindsamste Weise vorausspüren und das Kommende ahnen und in ihren Werken das Zukünftige andeuten, auf das Kommende hinweisen. Künstler haben ein Ahnungsorgan für das Zukünftige.

Der naturwissenschaftlich geschulte Arzt tritt seinem Patienten mit der Frage entgegen: »Woher ist die Krankheit gekommen, was ist die Ursache der Krankheit?« Er will mit der Anamnese, also der Erinnerung an das Gewesene, an die Vorgeschichte ergründen, wie es zu der Krankheit gekommen, woher und warum sie entstanden ist und wie sie sich entwickelt hat. In diesem Vorgehen des naturwissenschaftlichen Arztes zeigt sich eine klare Orientierung an der Vergangenheit.

Ganz anders wird ein Kunsttherapeut dem kranken Menschen begegnen; er sollte die Frage haben: »Was *fehlt* dem Patienten, – was kann er gerade nicht mehr, womit kämpft er, was zeigt er für Symptome, welche Prozesse geschehen in ihm, was für ein Krankheitsbild zeigt er?« Und hier scheint eine Gemeinsamkeit auf: Zu Beginn sagte ich mit den Worten von Nestroy: Kunst ist, wenn man's nicht kann – und jetzt sage ich: Der kranke Mensch kann etwas von seinen gewohnten Tätigkeiten, von den normalen Prozessen nicht mehr und zeigt dafür ein neues Bild leiblicher oder seelischer Prozesse.

Beide also können etwas nicht: Der Künstler kann etwas nicht, so daß er sich heftig anstrengen, abmühen, kämpfen muß, um Kunstwerke zu schaffen, durch die er sich äußert, sich selbst verwirklicht und etwas aus sich

26

heraus verwirklicht und durch sich und seine Tätigkeit außer sich zur Verkörperung bringt, nämlich seine Wahrnehmungen oder Gefühle oder seine Ideen von seiner erlebten Wirklichkeit.

Der Kranke kann auch etwas nicht, so daß er in seinen körperlichen oder psychischen Prozessen ein ungewohntes und nicht immer leicht zu verstehendes Bild zeigt, sein eigenes Krankheitsbild, das immer auch auf die zukünftig zu erringenden Fähigkeiten oder Lösungen hinweist.

Beide, der Künstler und der Kranke, müssen sich in ihrer jeweiligen Situation anstrengen, mit ihrem »Nicht-Können« fertig zu werden, ihre Situation zu bewältigen, der eine, um ein Kunstwerk zu schaffen, der andere, um seine Heilung zu schaffen.

Und im Grund ihres Wesens sind beide eins:

Die Heilung ist eine Kunst – und die Kunst ist Heilung. In beiden ist Zukunft.

Was ist Krankheit?

Krankheit tritt auf, wenn im Menschen die naturgegebenen Grenzen nicht eingehalten werden können; die Grenze zwischen Innenwelt und Außenwelt, die Grenze zwischen Entstehen und Vergehen, zwischen Auflösung und Ablagerung, zwischen Schlafen und Wachen, die Grenze zwischen Leib und Seele, zwischen Selbst und Welt.

Krankheit ist eine Grenzüberschreitung, die sich im Menschen vollzieht. Die Grenze kann nicht eingehalten werden, es kommt zu einem Übertritt, zu einer Verletzung, zu einer Störung, zu einer Durchlässigkeit, zu einem »Grenzzwischenfall«.

Diese Grenzdurchlässigkeit und Übertretung, die wir Krankheit nennen, wird immer als eine übersteigerte Wahrnehmung verschiedener leiblicher und seelischer Sinne erlebt; mithin immer als ein psychosomatisches Geschehen. Ein Geschehen zwischen innen und außen. Ein Vorgang zwischen mehreren Sinnen, z.B. bei einer Migräne zwischen Lebenssinn und Sehsinn, zwischen Hörsinn, Gleichgewichtssinn, Eigenbewegungssinn, Tastsinn, Wärmesinn, Geruchssinn und Geschmackssinn sowie Gedankensinn und Ich-Sinn, die deutlich in Mitleidenschaft gezogen werden; bei einer Depression, als Beispiel für eine seelische Erkrankung, ist eine ähnliche Fülle von Sinnesvorgängen und Sinnesqualitäten in übersteigerter, schmerzhafter, gekränkter Weise in Mitleidenschaft gezogen: Eigenbewegungssinn und Gleichgewichtssinn, Lebenssinn und Wärmesinn, Geschmackssinn und Geruchssinn, Sehsinn und Hörsinn, Gedankensinn und Ich-Sinn. Auf den Bezug zu den Sinnen soll später noch einmal eingegangen werden.

Krankheit ist ein Konflikt zwischen innerem und äußerem Menschen. Der innere Mensch ist geistig-überphysischer Natur und Herkunft – der äußere Mensch ist von physisch-stofflicher Qualität und irdischer Abkunft. Der innere Mensch belebt, beseelt und begeistet den äußeren Menschen; dieser verwirklicht in der Welt, was im Inneren lebt. Beide sind ungleiche Partner. Sie sind in einer engen lebenslangen Beziehung, die nicht langweilig, nicht ohne Entwicklung und Wandlungen und nicht ohne Konflikte sein kann. Konflikte sind anregende Momente, die, gerade auch wenn sie oft unvorbereitet auftreten, immer herausfordern: etwas Altes, Gewohntes aufzugeben zugunsten von etwas Neuem, das man vielleicht noch nicht kennt, geschweige denn schon kann. Es ist etwas kaum zu Ahnendes, Zukünftiges. Diese Konflikte sind fruchtbar, produktiv, kreativ. Sie sind nicht zu vermeiden oder abzuschaffen – sie wollen angenommen, verstanden und bewältigt werden. Das ist ihr Sinn. Daraus ergibt sich Gewinn!

Der Konflikt kann von innen wie von außen ausgehen: vom seelisch-geistigen oder vom physischen Menschen. Entsprechend entstehen verschiedene Bilder, Krankheitsbilder.

Beispiel einer maltherapeutischen Behandlung:
Eine attraktive, zierliche Frau, Mitte 30, die auf den ersten Blick den Eindruck einer starken und selbstsicheren Persönlichkeit macht, kommt in die ambulante Sprechstunde. Sie leidet seit Jahren unter immer wieder auftretenden depressiven Verstimmungen. Zum ersten Mal war eine solche Depression in ihrem 21. Lebensjahr aufgetreten. Dieser äußerst schmerzhafte und einschneidende Zustand zog sich ohne Behandlung fast über ein Jahr hin. Sie hatte damals das Gefühl, von niemandem verstanden zu werden, und zog sich mehr und mehr zurück. Sie konnte sich ihr Erleben selbst nicht erklären, sah selbst keinen Grund für ihre Verstimmung und keine Möglichkeit, sich selbst daraus zu befreien. Nach der fast einjährigen, schweren und allein durchlittenen depressiven Phase besserte und normalisierte sich ihr Zustand wieder. Eine erneute Depression trat erst wieder auf, als sie die Trennung von ihrem Mann erleben mußte, die jetzt bereits zehn Jahre zurückliegt. Seither tauchen immer wieder depressive Verstimmungsphasen auf mit einem Gefühl des vollkommenen Einbruchs ihrer seelischen Kräfte, in denen sie kein Mittel mehr zur Verfügung hat, sich selbst weiterzuhelfen. Sie fühlt sich dann vom Leben und ihren alltäglichen Pflichten und Aufgaben überfordert, traut sich nichts mehr zu und ist in ihren Wahrnehmungen und Erlebnissen schwerwiegend eingeschränkt. Sie beschreibt es wörtlich:

28

»Ich empfinde mich überhaupt nicht mehr; es ist, als bin ich niemand mehr.«
Sie möchte in solchen Zuständen am liebsten nur noch schlafen oder ganz
verschwinden. In diesem Zusammenhang tauchen auch gelegentlich Suizid-
gedanken auf. »Manchmal wünsche ich mir den Tod, zum Beispiel beim
Autofahren, ich spüre aber gleichzeitig, daß ich das gar nicht selbst bin. Es
ist, als werde ich gezogen. Irgend etwas zieht mich in den Tod.«

In diesen Zeiten spürt sie, wie etwas in ihr fester, härter, kälter und dunk-
ler wird. Sie fühlt sich zugeschnürt und beengt, als würde sie zu einem
einzigen Knoten.

Sich in diesem Zustand anderen gegenüber zu äußeren und sich helfen zu
lassen, gelingt kaum mehr. Es treten Schlafstörungen auf, die zu einem
frühmorgendlichen Erwachen führen, so daß sie die zweite Nachthälfte
schmerzhaft wach und grübelnd im Bett liegt. Den Morgen beginnt sie wie
gerädert und erlebt den kommenden Tag als unüberwindbar. Sie weiß nicht
mehr, wie sie alles schaffen soll. Sie fühlt sich nervös, innerlich unruhig,
dabei untätig, unkonzentriert und entscheidungsunfähig. Schuldgefühle und
Hoffnungslosigkeit stellen sich ein. Hinzu kommen noch einige körperliche
Beschwerden: Appetitlosigkeit, Übelkeit, Verdauungsprobleme und Verspannungen im Nackenbereich.

Ergänzend zur Psycho- und anthroposophisch-medikamentösen Therapie
bekommt die Patientin Maltherapie verordnet. Die therapeutische Überlegung dabei war, daß die von ihr in der depressiven Verstimmung erlebten
und geschilderten Phänomene der Schwere, der Erstarrung und Verdunkelung, der Verspannung und Ausweglosigkeit, der Empfindungslosigkeit und
Todessehnsucht durch den malerischen Umgang mit Farbe und Bewegung
aufgehellt und aufgelöst werden könnten.

Die konkreten Aufgaben für die in ambulanter Einzeltherapie durchge-
führte Maltherapie hatten zum Ziel, die seelisch und leiblich erlebte Schwere durch Bewegung aufzulösen, und zwar durch eine innere, durch den
künstlerischen Prozeß angeregte, psychisch und physisch erlebbare Dynamik. Dies sollte bei der Patientin erreicht werden durch behutsam ausge-
wählte Aufgaben in Form von Farbverwandlungsschritten, ausgehend von
ihrer Lieblingsfarbe. Zu Beginn der Therapie malte die Patientin einige
»freie Bilder«, das heißt, sie durfte die Materialien und Farben (Wasserfarben, Pastellfarben, Kreide, Buntstifte, Rötel, Kohle), das Blattformat und
das Thema, ihre Aufgabe, selbst wählen oder einfach etwas zu malen versuchen, wie es ihrer Stimmung und ihrer Motivation entsprach. Dabei konnte
sie sich mit dem von ihr gewählten Medium und der Technik der Malens

etwas anfreunden. Die Patientin entschied sich für Wasserfarben, Naß-in-Naß-Technik. Die von ihr erlebte Härte, Verspannung und Erstarrung sollte durch eine weiche, fließende, malerische Bewegung gelockert werden. Schließlich konnte sie im malerischen Prozeß versuchen, ihre seelischen Knoten spielerisch im Umgang mit warmen Farben zu lösen.

Das therapeutische Ziel war, bei der Patientin, die keine Antidepressiva bekommen hatte, über die therapeutischen Gespräche hinausgehend, bzw. eine andere Ebene berührend, einen seelisch-leiblichen Vorgang anzuregen, der dem depressiven Geschehen der Schwere, Härte und Verdunkelung eine kreative Kraft entgegensetzt. Sie sollte im künstlerischen Prozeß sich selbst, Leib und Seele, Belebung, Bewegung, Empfindung, Auflösung und Erwärmung, Verwandlung und differenzierte Lösung erleben, versuchen und einüben.

Nach anfänglicher Zaghaftigkeit konnte sich die Patientin gut auf die Farben einlassen und hatte starke Erlebnisse und Empfindungen dabei.

Immer wieder geriet sie in eine zu schnelle Formung und »Verknotung«, die sie selbst bemerkte und im weiteren Prozeß wieder auflösen konnte. So wuchs langsam ihr Vertrauen und ihre Freude an der Möglichkeit der Veränderung. (siehe Abbildungsteil ab Seite 32)

Die in der Maltherapie gemachten Erfahrungen waren für die Patientin eine wichtige Ergänzung auf dem Weg zur Bewältigung ihrer depressiven Verstimmungen. Sie konnte erleben, daß es auch in der Depression Möglichkeiten des Empfindens und des Veränderns gibt und daß sie selbst etwas zur Überwindung ihrer Depressionen tun kann.

Was ist Heilung?
Heilung ist nur in bezug zur Zukunft möglich. Heilung ist Wiederfinden und Wahrnehmen, Spüren, Erleben und Umgehen mit den eigenen Grenzen von innen und außen, von Leib und Seele, von Selbst und Welt.

Die naturwissenschaftliche Medizin definiert Heilung als eine »Restitutio ad Integrum«, als die Wiederherstellung des vorigen, gesunden Zustands. Naturwissenschaftlich orientierte Therapie und Heilung ist also an der Vergangenheit orientiert. Sie richtet sich nach der Anamnese, der Entstehungsgeschichte, und nach den Befunden, die entstanden sind. Sie fragt nach dem Woher und Wodurch, nach Ursache und Grund. Dies entspricht dem naturwissenschaftlichen Kausalitätsdenken.

Im Sinne der Kunsttherapien verstehen wir Heilung nicht als eine Wiederherstellung eines alten, vorigen Zustands, sondern im Annehmen und Integrieren der neuen Erfahrungen und Errungenschaften, im Neuerwerb von Fähigkeiten und Einsichten, von neuen Umgangs- oder Lebensformen und in der Akzeptanz und Weiterentwicklung von Veränderungen und Modifikationen, auch wenn sie mit einem Verzicht verbunden sind. Meist ist der Verzicht äußerlich – der Gewinn dagegen innerlich, im inneren Menschen. Wir können den Gewinn anregen und steigern durch angemessene, den inneren Menschen aktivierende und fördernd Tätigkeiten: die Kunsttherapien.

Die durch Kunsttherapie zu erlangende Gesundheit ist eine neue, vielleicht sogar gesteigerte, weil selbst errungene, das heißt nicht mehr nur gegebene Gesundheit.

Was kranke Menschen durch ihre Krankheiten neu ergreifen können und wollen, ist sehr unterschiedlich und kann entsprechend durch verschiedene Kunsttherapien differenziert und gezielt in Angriff genommen werden.

Es gibt eine Fülle künstlerischer Therapien in dem Gesamtspektrum der sich in den letzten Jahren besonders schnell und lebendig entwickelnden kunsttherapeutischen Szene innerhalb medizinischer Fachrichtungen, meistens psychotherapeutischer Richtungen.

In der anthroposophischen Medizin arbeiten wir überwiegend mit fünf Künsten, die zu Kunsttherapien weiterentwickelt sind:

Künste:	Plastik	Malerei	Musik	Dichtung/Sprache	Eurythmie
Therapien:	plastisch/ therapeut. Gestalten	Mal- therapie	Musik- therapie	therapeutische- Sprachgestaltung	Heil- eurythmie

Die Medizin, die mit Medikamenten therapiert, heilt mit der gewordenen Natur, mit den Kräften der Vergangenheit.

Der Arzt kuriert – die Natur heilt, wie ein altes Sprichwort sagt.

Die Medizin, die mit künstlerischen Mitteln therapiert, heilt mit der werdenden Natur, mit den Kräften des Werdens – nicht mit natürlichen Stoffen oder Substanzen, wohl aber mit kosmischen Gestaltungskräften. Der Philosoph Gerhard Frey nennt es die »Weltgestaltungsfunktion« der Künste.[6] Dabei fließen biologische, anthropologische, psychologische, geistige, sinnliche und soziale, also stoffliche und geistige, irdische und kosmische Funktionen in einem künstlerischen Prozeß zusammen.

Greifen wir an dieser Stelle einmal nur die Sinnesfunktionen heraus,[7] so bemerken wir im Nacherleben und Überdenken der Wahrnehmung von Kunst, daß dabei immer mehrere, ja, meist eine Fülle von Sinnesfunktionen, von Sinnen angesprochen werden. »Ästhetische Erfahrung ist Sinnerfahrung, eine Erfahrung sinnlicher Sinnbildung, doch der Sinn, von dem hier die Rede ist, ist ja nicht etwas von anderswoher Gegebenes, Vorgegebenes, sondern sich erst Ergebendes. Das Bild ist nicht Illustration eines Sinnes, der sich auch sagen ließe. Das ästhetisch Bedeutende hat keinen Sinn, es gibt, es bildet Sinn. Es macht Sinn für mich. Insofern ist es zugleich ein Ansinnen, es verlangt nach Er-Sinnen.«[8]

So kann man sagen: Kunst ist vielsinnig. Sinnesphysiologisch und psychologisch handelt es sich bei der Kunstwahrnehmung, sei es eines Bildes, einer Plastik, eines Musikstücks oder eines Gedichts immer um einen Vorgang des Zusammenwirkens mehrerer Sinnesprozesse zu einer Gesamtwahrnehmung. Dabei wirken psychische Sinne gleichsinnig mit körperlichen Sinnen zusammen. Es kommt zu einer Konkordanz, zu einer Übereinstimmung, zu einem Gleichklang zwischen Seele und Leib. Kunst ist ein psychosomatischer Vorgang, in dem das Körperliche für das Geistige offen ist. Dabei spielt das Zusammenspiel der Sinne, ihre spontane Belebung und wechselseitige Aktivierung und Durchdringung eine wesentliche Rolle.

Ich unternehme den Versuch, für die einzelnen Künste, die für die Therapie modifiziert und angewandt werden, die Sinnesprozesse zu beschreiben, die beim künstlerischen Tun wie beim künstlerischen Wahrnehmen in direkter oder mehr indirekter Weise, in physischer und psychischer Beziehung im Dienst einer ästhetischen Gesamtwahrnehmung tätig werden.

Für diesen Vorgang kennt man seit der Antike den Begriff der Synästhesie. Rudolf Steiner widmet ihm für die anthropologische und therapeutische Wirksamkeit der Künste besondere Beachtung, wobei er dieses Geschehen als »Sinnessymbiose« bezeichnet.[9]

Bei der plastischen Kunst sind in unmittelbarer und direkter Weise die Sinne des Tastens, der Bewegung, des Gleichgewichts und des Sehens sowie des Lebenssinns beteiligt; in mehr oder weniger indirekter Weise werden noch der Wärmesinn und der Gedankensinn mit berührt. Der italienische Bildhauer Marino Marini (1901–1980) beschreibt aus seiner eigenen Erfahrung im übertragenen Sinne einen solchen phantasiebeflügelnden und die plastische Arbeit befruchtenden sinnessymbiotischen Vorgang:

»Um eine künstlerische Idee zu entwickeln, ist ein positiver Ausgangspunkt wichtig – und dieser positive Pol ist die Farbe. Die Phantasie öffnet sich über den Eindruck der farbigen Konstellation. In der Farbe entdecke ich ein gewisses Bild; morgens, wenn ich ohne kreative Impulse aufwache, genügt ein farbiger Eindruck, um die Phantasie zu beflügeln …

32

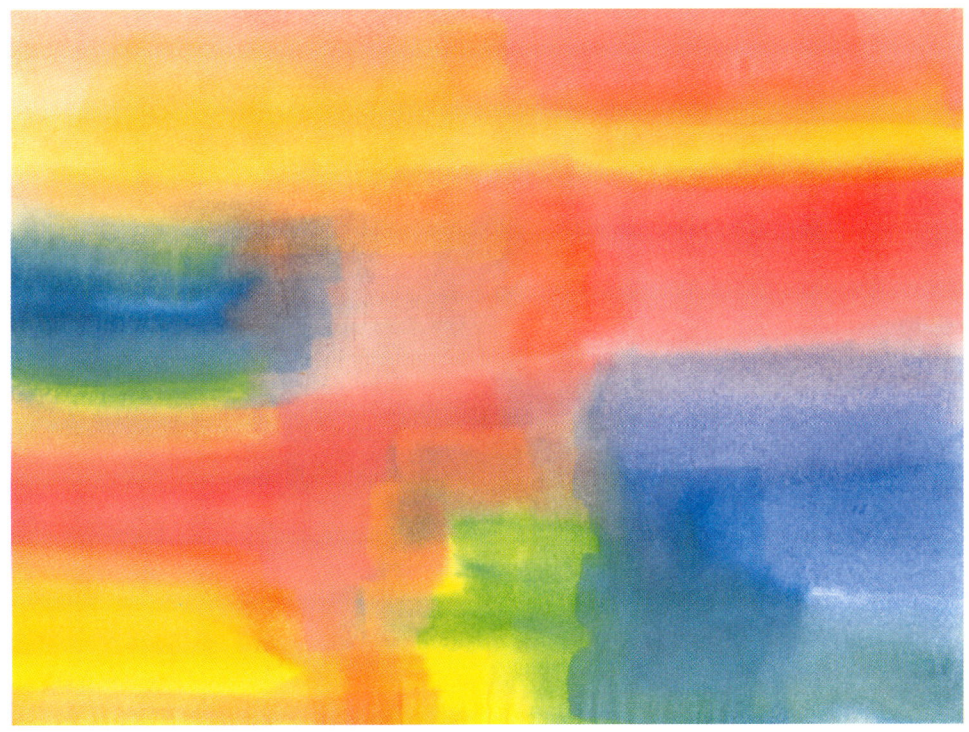

Anfreunden mit dem Material, Ausprobieren der Farben und Technik (freies Bild). Die Wahl des Materials und der Technik war frei. Die Patientin entschied sich für Wasserfarben, Naß- in Naß-Technik.

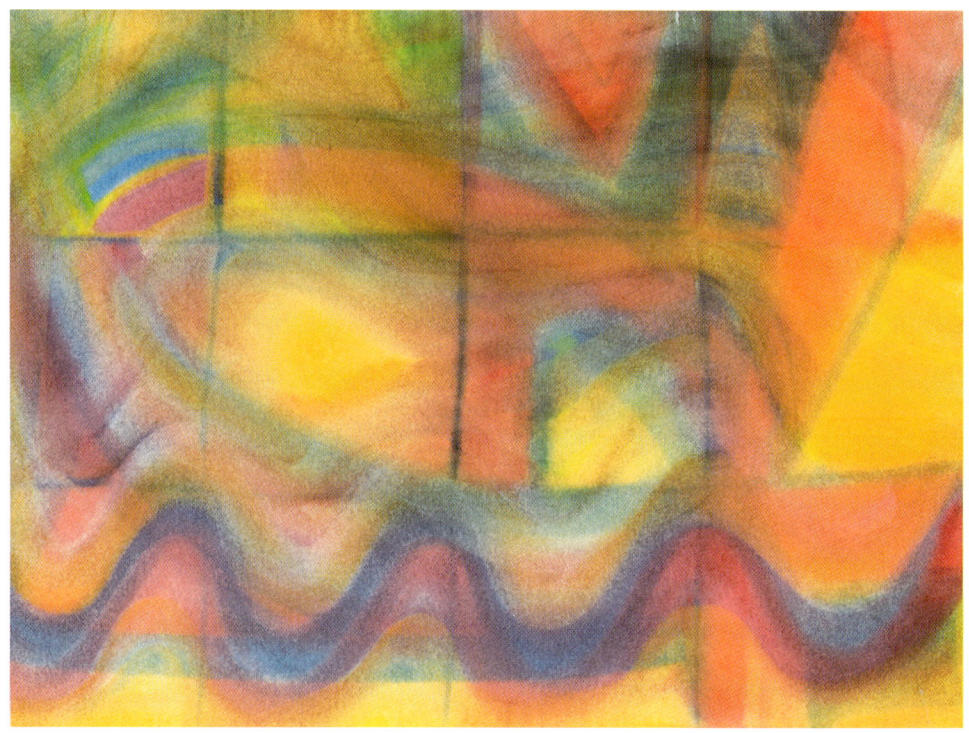

Im Titelbild des Buches begann die Patientin in der unteren rechten Ecke des Bildes und konzentrierte sich lange Zeit nur darauf und verlor den Rest aus dem Blick.
Im hier wiedergegebenen Schritt werden die kantigen Konturen des Titelbildes weicher.

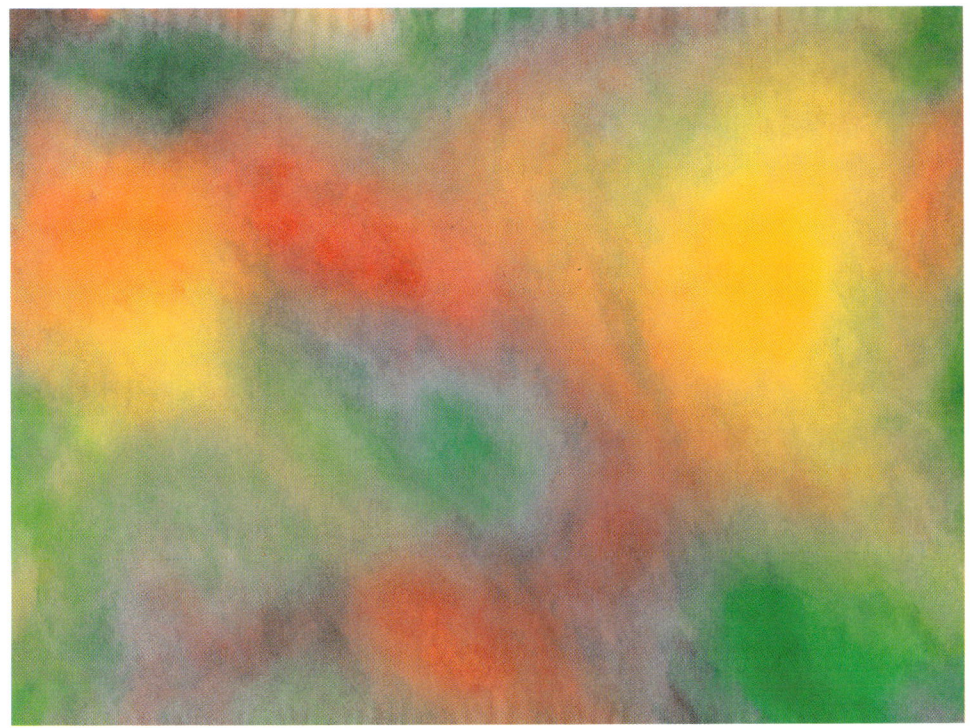

Die formstarke Bewegung des vorigen Bildes wird in einem langen Prozeß zu einer weichen Farbbewegung, die immer wieder zu erstarren drohte (Knotenbildung). Aber letztendlich gelang es, die Verdichtungen aufzulösen. Außerdem wird eine Entwicklung vom
Linearen zum Flächigen, dem eigentlich malerischen Element, deutlich.

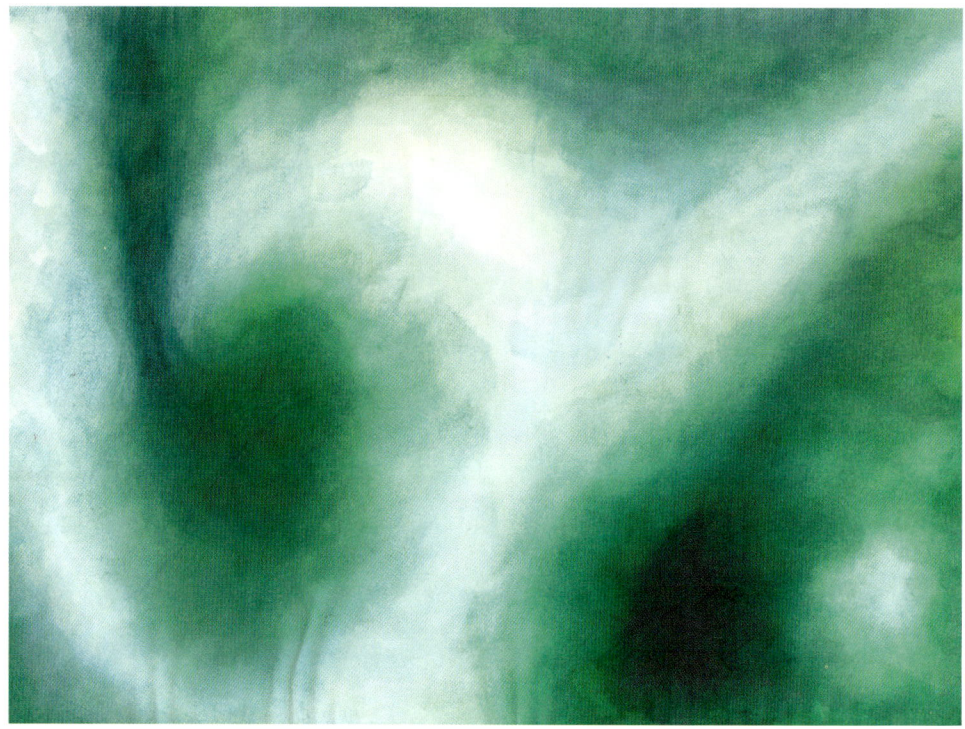

Hier sollte sie sich die Lieblingsfarbe aus dem vorigen Bild wählen. Es war Grün. Diese Farbe wurde aufgehellt und in eine weiche Bewegung gebracht. Für den weiteren maltherapeutischen Weg war das Ziel, Bewegung in das Bild und in den Prozeß zu bringen. Daraus ergab sich als Bewegungsrichtung des therapeutischen Prozesses, die Komplementärfarbe zum Grün entstehen zu lassen.

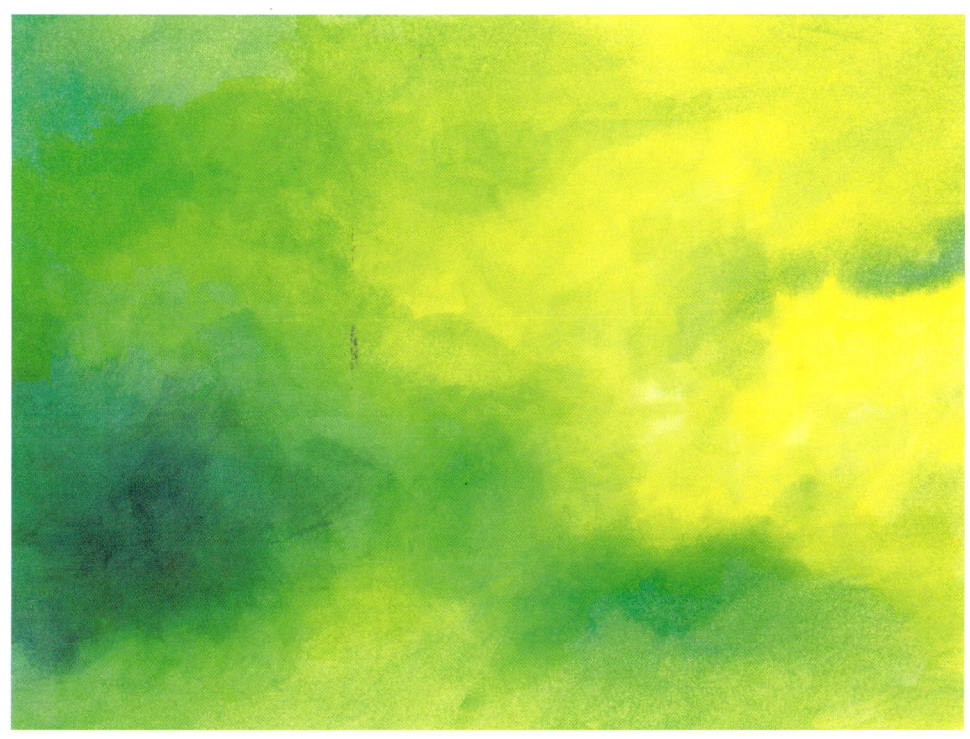

Das Grün taucht langsam in das Gelb ein.

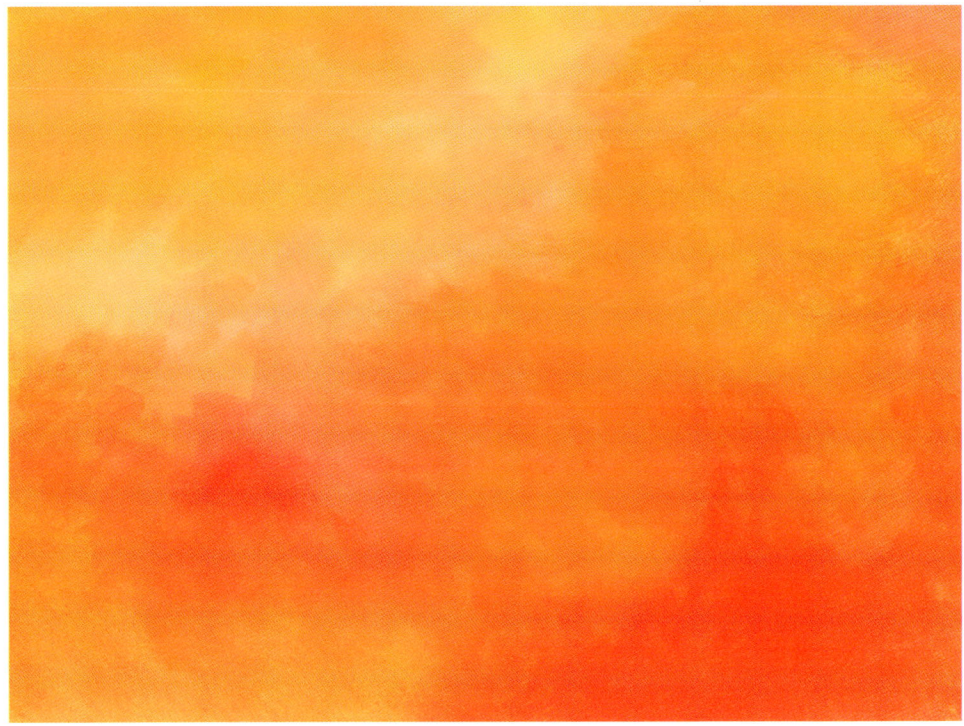

In drei, hier nicht gezeigten Schritten verschwand das Grün in Gelb – reines Gelb entstand
in verschiedenen Nuancen – im letzten dieser drei Übungsschritte erwärmte sich das Gelb
langsam zum Orange. Schließlich taucht in diesem Bild das Gelb tiefer in das Rot ein

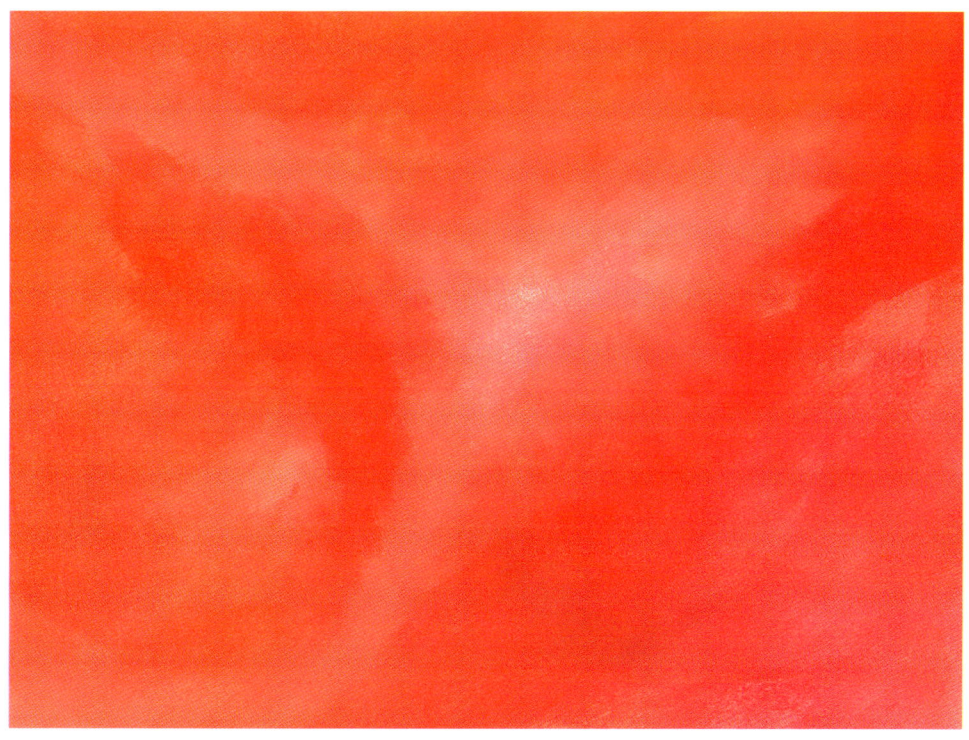

Jetzt dominiert das Zinoberrot, es kommt in Bewegung und geht allmählich in das Karminrot über.

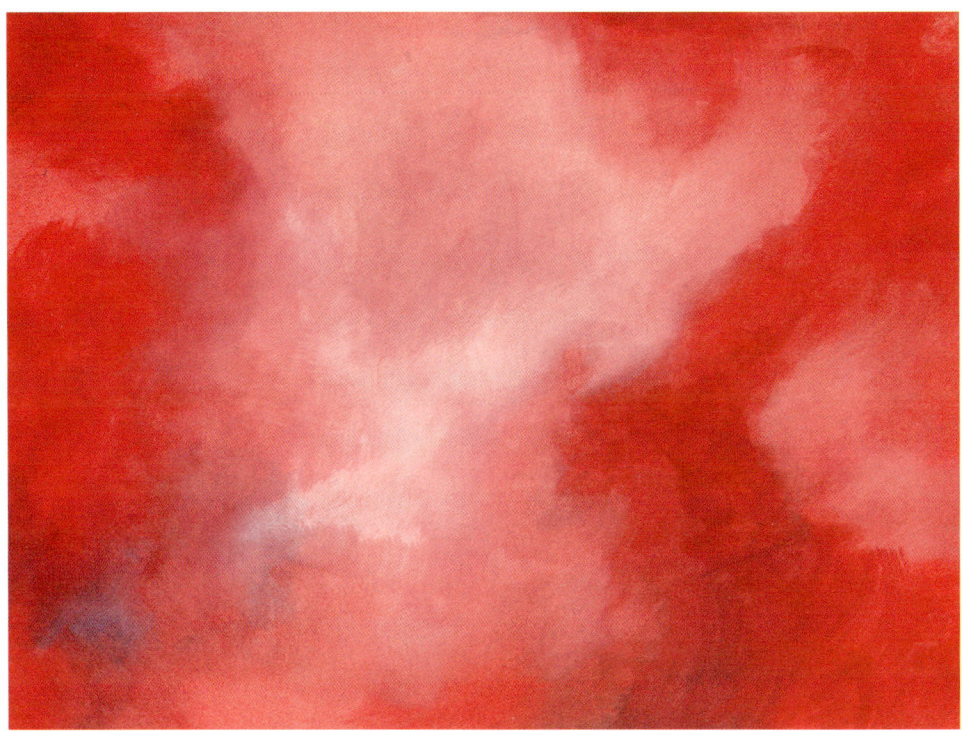

Mit dem Karminrot haben wir den Komplementärkontrast zum Grünbild erreicht.

Ich habe immer das Bedürfnis gehabt, zu malen und zu zeichnen, und ich beginne nie eine Plastik, bevor ich nicht ihre Essenz malerisch erfaßt habe … Malen ist mir angeboren als ein ursprüngliches und heftiges Verlangen, die Farbe zu suchen. Es gibt keine Plastik, die nicht durch diese Erfahrung durchgegangen ist.«

Anregung zu plastisch-bildhauerischer Arbeit geschah bei Marini also durch Farbwahrnehmung. Auch Musiker, Komponisten, lassen sich oft von visuellen oder anderen Sinneseindrücken anregen, die sich dann in ihnen zunächst zu einem inneren sinnesschöpferischen Prozeß verbinden, bevor das Ergebnis desselben dann wieder sinnlich erfahrbar wird – und wieder einen synästhetischen, sinnesschöpferischen Prozeß stimuliert.

Dasselbe gilt in besonderer Weise auch für Dichter, wie wir aus manchen autobiographischen Schilderungen wissen, während Vertreter der visuellen, malerischen Kunst sich häufig durch akustische, nämlich musikalische Stimulanzien anregen lassen.

Die drei Grundformen der plastischen Kunst, die Wölbung (konvexe Form), die Höhlung (konkave Form) und die Kante oder Spitze zeigen sich in den plastisch-künstlerischen Gestaltungen in vielfältigen Modalitäten metamorphosiert und abgewandelt, ähnlich wie Farbtöne dem Auge des Malers oder Klangfiguren dem Ohr des Musikers ein vielfältig zu differenzierendes Gestaltungsmaterial sind.

Wir finden diese plastischen Formtendenzen in unterschiedlicher Quantität und Qualität in der außermenschlichen Natur wie auch im menschlichen Organismus. Die runden, gewölbten, kugeligen Formen treten überwiegend in der belebten, vegetativen Natur auf; die meisten Früchte sind nach diesem Formgesetz entstanden und spiegeln durch diese Rundung die Saftigkeit ihrer Lebenskraft wider. Im Menschen sind es vorwiegend die Stoffwechselzellen, die sich regenerierenden und teilenden Zellen der stoffwechselaktiven inneren Organe, die eine rundliche und quellende Form haben, dagegen sind die Zellen des Zentralnervensystems, die sich nicht mehr regenerieren und nicht mehr teilen können, die ihre Vitalität verloren haben, von einer konkav-eingehöhlten Gestalt. Sie dienen im psychologischen Sinne dem aufnehmenden und bewahrenden Leben, dem einprägsamen und empfindenden Leben, nicht der vollsaftigen Vitalität und Regenerationskraft der Stoffwechselorgane. Flächen und Kanten oder Spitzen finden wir im menschlichen Organismus, abgesehen von den weichen Körperoberflächen der Haut, die immer leicht konvex oder konkav, gewölbt oder gehöhlt sind, im Sinne von glatten und eckigen Kanten oder Spitzen, besonders deutlich an den Zähnen, unserer härtesten Substanz, wie wir entsprechend harte Kanten und Spitzen in der Natur gerade im Mineralreich kennen. In dieser, hier in aller Kürze angedeuteten doppelten Beziehungsqualität der Künste zur außermenschlichen Natur einerseits und zur menschlichen Leibesorganisation wie auch zu seelischen und geistigen Gestaltungsqualitäten andererseits liegt eine anthropologische Begründung zur therapeutischen Indikation und Wirksamkeit der Künste. Ein weiterer Grund liegt in der Qualität ihrer werdenden und bildenden Gestaltungskräfte, die aus der Zukunft ihre schaffende Wirksamkeit entfalten. Es ist die oben angedeutete »Weltgestaltungsfunktion« der künstlerischen Prozesse. Mit anderen Worten sind es die Zukunftsgestaltungskräfte, die im Weltall des Makrokosmos wie auch im Mikrokosmos Mensch wirksam sind.

Wir greifen in den künstlerischen Prozessen auf »Weltgestaltungsfunktionen« zurück, die in Natur und Mensch gestaltend und bewegend am Werk sind. Auf diese Weise können wir durch künstlerisch-therapeutische Übungen organische und psychische Prozesse aufgreifen, anregen, lösen, ordnen, harmonisieren oder regulieren. Dabei führt eine derartige Prozeßaktivierung immer auch zu einem seelisch-geistigen Erleben; ja sie ist von einem solchen gar nicht zu trennen.

Im plastischen Gestalten sind es hauptsächlich formende, tastende und bewegende Prozesse, die über die geschilderte Fülle synästhetischer, sinnessymbiotischer Prozesse Leib und Seele ansprechen.

In der zeichnerischen und malerischen Kunst werden unmittelbar Sehsinn (Farb- und Formsinn), Geschmackssinn, Eigenbewegungssinn und Gleichgewichtssinn, Wärmesinn und Geruchssinn sowie der Gedankensinn in lebendig zusammenfließender symphonischer Weise angesprochen.

Einem befreundeten Maler

Was,
wenn sich Farben und Figuren
nicht mehr
ändern;
was, wenn der
tägliche Blick aus dem Fenster
sich leert;
was, wenn die

Landschaft schwindet
und der Mond,
die schwimmende Kugel,
deinen Himmel verläßt;
was,
wenn die Dinge
ihren Schatten schlucken
und das Licht
nicht mehr wärmt?
Weißt du die Bilder
danach?

Peter Härtling

Der Maler Max Ackermann (1887–1975) schildert ein sehr starkes, bis ins Hörbare reichendes Bewegungselement für seine zeichnerische Arbeit: »Ein Anziehen und ein Sich-Entfernen, Einkreisen, eine nach oben, eine nach unten sich vollziehende gemeinsame Bewegung. Ein Laufen und Toben und zuletzt ein lautes Stampfen, Triumph der Bewegung.«[10]

Zum Sinneserleben der Farben haben ebenfalls Ackermann wie auch andere moderne Maler, vor allem aber Wassily Kandinsky sensible und differenzierte Beschreibungen gegeben. Kandinsky selbst war von der Möglichkeit des Farbenhörens überzeugt und besaß diese Fähigkeit in hohem Maße und erlebte eine unmittelbare »Berührung der Seele«. In seiner Schrift »Über das Geistige in der Kunst«[11] bringt er die Farbtöne mit bestimmten Instrumenten in Zusammenhang: das Gelb mit dem Trompeten- oder Fanfarenton, das Orange mit der Bratsche oder einer »warmen Altstimme«, das Rot mit der Tuba oder der Trommel, das Violett mit dem Fagott, das Blau mit dem Cello, der Baßgeige oder der Orgel, und das Grün mit »gedehnten, meditativen Tönen der Geige«. »Die Farbe ist die Taste, das Auge ist der Hammer, die Seele ist das Klavier mit vielen Saiten.«

Der tschechische Maler Frank Kupka schreibt zu dem von ihm erlebten Zusammenklang von farblich-visuellen und musikalisch-akustischen Sinnesqualitäten: »Wenn ich eine Form von unterschiedlicher Dimensionierung benutze und sie nach rhythmischen Gesichtspunkten anordne, so werde ich eine Symphonie erreichen, die sich im Raum entwickelt wie eine Symphonie in der Zeit.«[12]

Für die Musik benötigen wir den Zusammenklang von Hörsinn, Eigenbewegungssinn, Gleichgewichtssinn, Tastsinn, Lebenssinn, Wärmesinn, Geschmackssinn, Geruchssinn und Sehsinn in einer inneren seelischen Qualität.

Über die Beziehung von Musik und Malerei, von Licht und Farbe, Proportion und Rhythmus, Zeit und Bewegung, von Sehen und Hören, von Empfinden und Fühlen schrieb der französische Schriftsteller Guillaume Apollinaire 1912 in seinem Text »Über die Anfänge des Kubismus« zur Malerei: »Diese Kunst wird so viele Verbindungen zur Musik haben, wie es nur eine Kunst haben kann, die das Gegenteil von Musik ist. Das wird reine Malerei sein.« Diese Vision hat der französische Maler Robert Delaunay im gleichen Jahr in seinen Fensterbildern in reinen Farbformen verwirklicht: Farbtöne und Farbklänge, harmonische Farbanordnungen und rhythmische Formbewegungen, schrille Farben, schreiende Farben, weiche und warme Töne, dunkle Klänge, Dissonanzen in einem Bild, Rhythmus in einer Zeichnung, farbenfrohe Melodien: Ein Klang der Bilder als Ausdruck der Sehnsucht der Maler nach der Dimension der Zeit, in der sich die Musik auslebt, um dem Bild die kräftige Aussagefähigkeit einer musikalischen Komposition zu verleihen wie auf der anderen Seite das Bedürfnis der Musiker, über den Hörraum der Zeit auch das visuelle Farbempfinden einer Bildfläche anzusprechen; in jedem Fall geht es auch immer darum, den engen Kreis der unmittelbar betroffenen Sinne – des Hörsinns bei der Musik, des Sehsinns bei der Malerei – im künstlerischen Prozeß zu erweitern in eine sinnesphysiologisch und sinnespsychologisch kreative Neuschöpfung.

So deutet eine Fülle von Sinnesbeziehungen und von Farb-Klangmodalitäten und -variationen auf eine enge Beziehung der beiden so verschiedenen Künste, Malerei und Musik, hin.

Für die Dichtung als Kunst der Sprache kommen Hörsinn, Sprachsinn, Gedankensinn, Ich-Sinn, Bewegungssinn und Gleichgewichtssinn in Betracht sowie in modifizierter Qualität Tastsinn, Sehsinn, Wärmesinn, Lebenssinn, Geschmackssinn und wohl auch der Geruchssinn. Wir können die synästhetische Qualität der Sprache in allen Gattungen der Sprachkünste, vor allem aber in der Lyrik erleben, unmittelbar aber auch in den lautmalerischen Beschreibungen der Umgangssprache. Das heißt, wir können mit den Lauten der Sprache malen, so daß wir durch die gehörten Laute ein sinnlich visuelles, farblich gemaltes Bild vor uns sehen. Ein Bild, das sich bewegen und entfernen kann, da sich verändern, ja, das man schmecken und riechen kann.

Jede Kunst ist eine Angelegenheit der Sinne, im Tun wie auch im Erleben. Aber immer sind mehrere, ja, eine Fülle von Sinnen, in einer symbiotisch lebendigen Weise einander durchdringend und ergänzend, bei jedem künstlerischen Prozeß beteiligt. In dieser synästhetisch-psychosomatischen Qualität eines gesamtsinnenhaften Erlebnisses im Rahmen von künstlerischem Schaffen oder künstlerischem Wahrnehmen liegt ein wichtiges Wirkprinzip für die Anwendung von künstlerischen Mitteln in der Therapie. Denn mit jedem künstlerischen Prozeß, sei er produzierend oder rezipierend, schaffend oder wahrnehmend, wird über das Zusammenwirken der normalerweise getrennten Sinnesfunktionen über die Symbiose und die Synästhesie von psychischen und von körperlichen Sinnen der ganze Mensch in seiner geist- und weltoffenen psychosomatischen Gesamtheit angesprochen. Kunst braucht den ganzen Menschen – und der ganze Mensch braucht Kunst.

Werden die Sinnesfunktionen durch die künstlerischen Prozesse unmittelbar angeregt und zusammengeführt, so bewirkt dies wiederum eine Stimulierung und seelisch-empfindungsmäßige Durchdringung der Lebensprozesse, der Organfunktionen und Bewegungsabläufe im Organismus. Andererseits natürlich auch eine Aktivierung und Stimulierung seelisch-geistiger Wahrnehmungen, Empfindungen, Einsichten und Erfahrungen.

Über die unterschiedlichen Beziehungen der Künste zu Halten oder Bewegen (Plastik und Malerei), Beschleunigen oder Verlangsamen (Musik, Sprache, Heileurythmie), Widerstand bearbeiten oder lösen (Plastik, Malerei, Musik), Anspannen oder Entspannen (Musik, Heileurythmie), Formen und Prägen (Plastik, Sprache, Dichtung), Verinnerlichen und Ausdrücken (alle Künste) lassen sich verschiedene Indikationen für die Kunsttherapie finden.

In der Heileurythmie, die sich als eine künstlerische Bewegungstherapie aus der Kunsteurythmie herausentwickelt und metamorphosiert hat, liegt eine besondere Situation vor, insofern die Eurythmie als eine Kunst des zwanzigsten Jahrhunderts Qualitäten der vorher genannten klassischen Künste, der Plastik, der Malerei, der Musik und der Dichtung, in sich vereint.

In der eurythmischen Kunst können wir die bewegte menschliche Gestalt als in Bewegung übergeführte Skulptur erleben. Wir können in unterschiedlichen Betonungen unserer Bewegungen eine seelische Qualität als Farbempfindung sichtbar machen, so daß sich für den Bewegenden wie auch für den Betrachtenden ein Farbempfinden bei einer bestimmten Bewegungsqualität einstellen kann.

In der Toneurythmie werden die Qualitäten der Musik, die Töne und Intervalle, die Geschwindigkeiten und Rhythmen in den Bewegungsgestaltungen sichtbar, so wie in der Lauteurythmie die Elemente der Sprache, die Vokale und Konsonanten sichtbare Bewegungsgestalt annehmen.

Die Eurythmie ist eine Bewegungskunst, in der Qualitäten der klassischen Künste in metamorphosierter Form durch den bewegten menschlichen Körper sichtbar erscheinen:

als bewegte Plastik
in farbiger Bewegung
als sichtbare Musik oder als
sichtbare Sprache

Damit wird die Eurythmie zum sichtbaren Ausdruck des Inneren des Menschen. Die Heileurythmie greift jeweils unterschiedliche Elemente der künstlerischen Eurythmie heraus, vereinseitigt sie in besonderer Ausprägung und wird damit zu einem therapeutischen, künstlerischen Bewegungsmittel, das Qualitäten der vier klassischen Künste in sich enthält und vereint und somit in seiner Indikation, in seiner Anwendungsmöglichkeit besonders umfassend ist.

Die Heileurythmie verfügt über eine Vielzahl differenzierter therapeutischer Bewegungsabläufe, die nach medizinischer Indikation zu bestimmten Übungen zusammengestellt werden. Auf diese Weise entstehen für ein Krankheitsbild spezifische Therapieübungen, die dann in einem weiteren Schritt individuell auf den zu behandelnden kranken Menschen angepaßt werden können.

Die Vielfalt der Übungen und die grundlegende therapeutische Wirksamkeit, über Bewegung, Rhythmus, Gestaltung, Körperempfindung und Gefühl auf Leib und Seele des Menschen einwirken zu können, erlaubt eine Indikation der Heileurythmie in allen Bereichen der Medizin.

Aufgrund der Doppeleigenschaft der Künste als »Weltgestaltungsfunktionen« einerseits und vom Menschen handhabbare Gestaltungsmittel andererseits sind die Künste Vermittler zwischen Kosmos und Mensch, zwischen Makrokosmos und Mikrokosmos.

Durch eine künstlerische Tätigkeit öffnet sich der Mensch den Kräften des Kosmos, den Weltgestaltungsfunktionen in der Natur und sich selbst. Dadurch kann er sich wieder zur Ganzheit, zu einer neuen, höheren, weil selbst errungenen Gesundheit entwickeln. Dies betrifft die Kunst im allgemeinen. Liegt bei einer speziellen Erkrankung ein spezifischer Mangel, eine spezifische Steigerung, eine besondere Durchlässigkeit im Sinne einer organischen oder einer psychischen Erkrankung vor, so kann der über seine

38

Grenzen getretene und damit zur Krankheit führende Prozeß wieder in seine gesunde Funktion gebracht und entstandene Einseitigkeiten oder Funktionsstörungen können ausgeglichen werden.

In den aktiven Kunsttherapien, wenn der Kranke selbst in einem künstlerischen Medium und in einer künstlerischen Technik eine Tätigkeit ausführt und sich in eine neue, vielleicht bescheidene Fähigkeit einübt, gewinnt nicht nur der bewußte Mensch in seinem psychischen Erleben und seinem Selbstwertgefühl eine neue, positive Qualität hinzu, die ihm gut tut und ihm eine innovative Kraft geben kann, durch die er neue Gestaltungsimpulse in seinen Lebenssituationen verwirklichen kann; durch das Einüben der künstlerisch therapeutischen Aufgaben gewinnt auch der unbewußte, leibliche Mensch eine neue Möglichkeit hinzu: nämlich die einer bewußten, willkürlichen Beeinflussung normalerweise nicht (oder nicht ohne weiteres) zugänglicher Funktionen, wodurch innere Organe gezielt »belehrt«, das heißt beeinflußt, angeregt, gehemmt, reguliert werden können.

Wie ist es möglich, daß der Mensch ein Organ »belehren«, das heißt ihm die gewünschte, gesunde, für das Organ angemessene Funktion beibringen kann, wenn sie einmal vergessen oder verlernt wurde bzw. eine Änderung erfahren hat? Wie können wir uns ein solches organisches oder psychisches Einüben eines Prozesses vorstellen?

Wie können wir das Herz, das seinen normalen Rhythmus verloren hat, wieder »belehren«, in seinem gesunden Rhythmus zu schlagen, wie die Lunge, die bei einer asthmatischen Erkrankung nur noch einatmen will, erinnern, wieder rhythmisch zwischen Ein- und Ausatmen zu wechseln; wie den Darm, der seinen Inhalt zu schnell und zu flüssig herausbefördert, wieder dazu bringen, rhythmisch und langsam seinen Inhalt einzudicken und aufzunehmen und nur Geformtes zu entleeren? Wie die Seele, die sich in Schwermut und Verzweiflung erlebt, wieder aufhellen und hoffnungsvoll machen? Wie bei dem Erleben von Angst wieder Vertrauen und Sicherheit entwickeln? Wie die Zukunft neu und bewußt und gesund gestalten aus der gegenwärtig erlebten Krankheit heraus?

Dies alles kann im Sinne einer körperlichen wie auch einer psychischen Organ- bzw. Funktionseinübung durch kunsttherapeutische Maßnahmen erreicht werden. Dabei geht es in der Kunsttherapie nicht um Eliminierung oder Beseitigung von Krankheitssymptomen, sondern vielmehr um Integration und Verwandlung, um schöpferisches Umarbeiten. Das konnte an dem Beispiel einer depressiven Patientin gezeigt werden. Im weiteren Verlauf dieses Buches finden sich noch mehr Beispiele wie auch Zusammenfassungen zu den Indikations- und Anwendungsgebieten der Kunsttherapien.

Ein Merkmal der anthroposophischen Kunsttherapie läßt sich aus dem bisher Gesagten zusammenfassen: Durch spezifische kunsttherapeutische Übungsaufgaben und die synästhetisch-psychosomatische Wirksamkeit (über Sinnesfunktionen, seelisches Erleben, Lebensprozesse, Organfunktionen und Bewegungsabläufe) können Arzt, Kunsttherapeut und Patient gemeinsam auf erkrankte physische Organe oder psychische Prozesse so einwirken, daß diese wieder zu einer gesunden Funktion hingeführt werden können. Krankheit ist dabei nicht ein zu besiegender Feind, sondern eine anzunehmende Verwandlungs- und Gestaltungsaufgabe. Also durchaus eine künstlerische Aufgabe.

Kann Kunst also heilen?

Kunst kann nicht heilen, wenn wir uns an der Vergangenheit orientieren, wie es die naturwissenschaftliche Medizin tut, wenn wir an eine Reparatur oder eine Restitutio ad integrum denken.

Kunst kann allerdings heilen, wenn wir uns, wie es die Kunst im Gegensatz zur Wissenschaft verlangt, an der Zukunft orientieren, an den Gestaltungskräften des Werdens, an den »Weltgestaltungsfunktionen«, wie sie in der Natur und im Menschen immer tätig sind und wie sie vom Menschen gehandhabt werden können. Wenn wir – als Patienten – nicht an Behandeltwerden oder gar an Repariertwerden denken, sondern unsere Eigenaktivität und unseren Gestaltungswillen mit einbringen wollen, und wenn wir als Therapeuten unsere Patienten engagiert in ihr Gesundwerden mit einbeziehen, dann kann Kunst heilen.

Krankheit ist das Wirksamwerden der Vergangenheit, die in der Gegenwart ihre Zukunft fordert. Heilung ist der Ausgleich der Vergangenheit durch die Zukunft im gegenwärtigen Tun. Kunst ist das Hereinholen von Zukunft in die Gegenwart.

Kunst und Therapie

Geschichtliche Entwicklung der Heilkunst

Lange bevor der Kentaur Chiron in den thessalischen Bergen die griechischen Heroen erzog und unter ihnen insbesondere Asklepios, den Sohn Apollons und der Choronis, in der Kunst des Heilens unterrichtete und ihn kundig machte, mit Kräutern, Blättern und Früchten Verwundungen und Krankheiten zu lindern und zu heilen, lange also, bevor der Gott der Heilkunst selbst in der Kunst des Heilens unterrichtet wurde und sie dann wiederum weitergeben konnte, so daß daraus eine Heilkunde wurde, nämlich die Kunde von der Heilkraft der Pflanzen, lange vor dieser Zeit gab es schon Krankheiten unter den Menschen, und es gab auch eine Heilkunst. Diese Heilkunst war keine medizinische Wissenschaft in unserem heutigen Sinne, und die sie ausübten, waren auch keine Ärzte. Die Heilkundigen waren Priester. Medizin und Theologie waren gewissermaßen noch ein Herz und eine Seele, oder besser, eines Verstandes und eines Herzens, und sie hatten beide eine Hand, die ihnen half, die Verbindung zwischen den Göttern und dem kranken Menschen zu dessen Heil wiederherzustellen – dies war die Kunst. In dieser vorhomerischen und homerischen Zeit gab es im Grunde nur eine Ursache der Krankheit, nämlich die Versündigung wider die Götter. Und so gab es auch nur eine Therapie: die Hinwendung zu den Göttern. Der Kranke suchte den heilkundigen Priester auf, um durch ihn wieder die Verbindung mit der göttlich-geistigen Welt zu finden. Der Heilkundige behandelte nicht die einzelnen Krankheiten, sondern versuchte, mit Gott am Menschen zu handeln. Und für dieses Handeln bediente er sich als vermittelndes Element des Kultus und innerhalb des Kultus der Künste. Musik, Schauspiel, darstellende und bildende Künste waren in die religiösen Kulte einbezogen. Sie wurden als Gesang, als Heilsprüche, als Theateraufführungen, als plastische oder bildhafte Darstellungen zu therapeutischen Zwecken eingesetzt. Dadurch konnte die Katharsis, die leibliche und seelische Reinigung des Menschen und damit seine Befreiung von Sünde, Leid und Krankheit bewirkt werden.

Als therapeutisches Element im engeren Sinn begegnet uns die Musik bei den Pythagoreern, die ihr zwei therapeutische Wirkungen zugeschrieben hatten: zum einen die Fähigkeit, den Geist anzuregen, zu erheitern und dadurch die Schwermut zu vertreiben; zum anderen die Eigenschaft, die aufbrausenden Wogen der Gefühle zu glätten und zu mildern, das Gemüt zu beruhigen. Bei dieser antiken Indikation der Musiktherapie kann uns die Szene von Davids Harfenspiel vor dem von Schwermut befallenen König Saul in Erinnerung kommen, die vielfach in der bildenden Kunst dargestellt wurde, bis hin zu Rembrandt oder Marc Chagall.

Der älteste Gott der Heilkunst in der griechischen Mythologie hieß Paieon, er war selbst der Arzt der Götter, und nach ihm heißt Paieon, oder Paian, sowohl der Heilgesang, der Akt des Heilens, wie auch die Person des Heilenden. So wurde Paieon auch der Beiname für Asklepios zur Charakterisierung, daß er ein heilender Gott war.

Im Bereich der Künste liegt also die therapeutische Quelle der abendländischen Medizin begründet. Und so war auch Chiron, der Kentaur, der Asklepios in der Heilkunde unterrichtete, selbst noch in den Künsten bewandert. Er war ein Sänger, ein Musiker und der Heilsprüche mächtig. Mit der Ablösung der Medizin von der Religion und vom Kultus hat die Heilkunde ein Element in die medizinisch-therapeutische Verrichtung mitgenommen: die Kunst. Aber sie wurde im weiteren Lauf der Geschichte immer mehr durch die Kunde von den Heilkräften in der Natur verdrängt.

In Chiron und Asklepios, seinem göttlichen Schüler, waren noch beide Elemente, Kunst und Kunde, im Heilen vereint.

In dieser mythischen und historischen Quelle der Medizin wurzeln die beiden therapeutischen Prinzipien, auf die Rudolf Steiner an mehreren Stellen seines Werkes[13] aufmerksam macht, nämlich, daß wir durch *Vorgänge* oder *Substanzen* heilen können. In den *Substanzen* haben wir die Welt des Gewordenen vor uns, die gewachsene, entstandene Natur mit Mineralien, Metallen und Pflanzen. In den *Vorgängen* dagegen müssen wir uns die Welt des Werdenden, des Entstehenden, den Bereich der kosmischen Weltgestaltungskräfte vorstellen. Ein Weiser des Ostens sagte einmal, die Kunst solle nicht die Körper darstellen, sondern die Kräfte, die den Körper schaffen.[14]

Diese Schaffenskräfte, die in der Welt und im Menschen wirksam sind und die Körper gestalten und erhalten, sind die Kräfte des Werdens. Es sind die Vorgänge, in die wir uns tätig gewissermaßen einschleusen können, um sie therapeutisch zu beeinflussen, indem wir den einen Vorgang stärken, einen anderen hemmen, jenen beschleunigen oder einen fehlenden vielleicht ersetzen oder neu anregen.

42

Anthropologie der künstlerischen Prozesse

Welche Vorgänge kennen wir, welche schaffenden, gestaltenden Prozesse sind in Natur und Mensch am Werke?

Beginnen wir ganz äußerlich und stellen uns einen Gestaltungsprozeß mit Holz oder Steinen vor, so können wir vor unserer historischen Phantasie die Kunst der Architektur entstehen lassen. In ihr erkennen wir einen gestaltenden Vorgang mit fester Materie, der den Raum um den Menschen unterteilt, ihn gliedert und ordnet, damit er Schutz gewährt und für ihn bewohnbar wird. In den Anfängen der Architekturgeschichte bot dieser von Menschen geschaffene Raum in den Tempeln auch den Göttern Wohnstatt. Heute ist es überwiegend die Aufgabe der Architektur, den Wohn-, Lebens- und Arbeitsraum für den Menschen zu gestalten. Entsprechend sind die Gesetze der Architektur, die wir an Häusern oder Höhlen, Tempeln, Kirchen und Türmen ablesen können, die Gesetze des menschlichen Leibes. Deshalb sprechen wir zu Recht von einer menschlichen Architektur, denn sie orientiert sich an den Formelementen seiner Gestalt. Sind es einmal nicht die Gesetze des menschlichen Körpers, die der Architektur zugrunde liegen, wie es gelegentlich bei modernen Zweckbauten der Fall sein kann, so können wir mit Recht von einer an der Technik orientierten Architektur sprechen.

Verkleinern wir den Gestaltungsprozeß in unserer Phantasie etwas und beschränken uns auf den Raum, den wir selbst mit unseren Händen begreifen, ergreifen und gestalten können, indem wir uns eines plastischen, gestaltbaren Materials bedienen, z.B. des Marmors, eines weicheren Steins, des Holzes oder des Tons, so haben wir die plastische Kunst, die Bildhauerei vor uns. In der plastischen Kunst ist die Beziehung zum menschlichen Leib und seiner Gestalt am allerdeutlichsten. Der große Bildhauer unseres Jahrhunderts, Henry Moore, hat es sehr prägnant und klar ausgedrückt: »Für mich beruht die Bildhauerei auf der menschlichen Gestalt und bleibt eng mit ihr verbunden. Das hat gewisse Konsequenzen. Wir schaffen diese Art von Skulpturen, weil wir eben selbst diese Gestalt und diese Proportion haben und deshalb auf Form und Gestalt in bestimmter Weise reagieren. Hätten wir die Gestalt von Kühen, gingen wir auf vier Beinen, so wäre die Grundlage der Plastik eine völlig andere.«[15]

Das bestätigt den Ausspruch jenes Weisen aus dem Osten, daß die den menschlichen Körper gestaltenden Kräfte selbst die plastische Kunst hervorbringen und prägen. Anders ausgedrückt: Wir arbeiten in der plastischen Kunst, beim Plastizieren mit Ton, mit Holz, Stein oder Metall mit denselben

Kräften, die unseren eigenen menschlichen Leib gestaltet und aufgebaut haben und ihn in seiner Gestalt erhalten.

Um den Bezug zum therapeutischen Plastizieren und auch zur historischen Dimension noch deutlicher zu machen, sei hier ein Ausspruch von Hippokrates aus dem 4. Jahrhundert v. Chr. zitiert: »So fertigen die Bildhauer aus Erde und Wasser, indem sie das Feuchte trocken und das Trockene feucht machen. Sie nehmen weg von dort, wo zuviel ist, und setzen dort zu, wo etwas fehlt, indem sie das Werk vom Kleinsten zum Größten zunehmen lassen. Ebenso geht es auch beim Menschen. Er nimmt zu vom Kleinsten zum Größten, indem er von dem im Leib zuviel Vorhandenen wegnimmt und zu dem im Körper Fehlenden zusetzt, das Trockene feucht, und das Feuchte trocken macht. So üben auch die Handwerker und Künstler ihre Künste, die der menschlichen Natur ähnlich sind. Und sie erkennen dies nicht. Die göttliche Vernunft aber lehrt sie, was in ihnen vorgeht, nun auch nachzuahmen.«

Wir hören aus dieser Beschreibung, wie die Künstler ihre Künste ausüben, indem sie etwas schaffen oder gestalten, das ihrer eigenen menschlichen Natur ähnlich ist in den Schaffens- oder Gestaltungsvorgängen, in dem Prozeß, den sie nun, bewußt oder unbewußt nachahmen in ihrer Kunst. Und es ist, in den Worten von Hippokrates, die »göttliche Vernunft«, die sie, die Künstler, lehrt, nachzuahmen, was in ihnen selbst schöpferisch am Werk ist.

Museum auf Samos
(Terrakotta, weiblich)

Vom Gürtel an aufwärts
handhoch
die Halbfigur einer Frau
Schwarz auf tonfarbner Haut
ein geometrisches Muster
aus Rauten und Kreisen
Eine Garbe von Haar
überm Ohr
Die Augen rund und weit
im Anblick des Meers
Die Nase hoch im Wind
von den Inseln

auf den Lippen ein Ruf
unhörbar laut –

als hätte Picasso
vor dreitausend Jahren
auf Samos gelebt

Rudolf Riedler

Damit zeigt sich noch einmal der Zusammenhang mit der göttlich-geistigen Welt, der sich in der Kunst offenbart. Die göttliche Vernunft, das heißt
die von Göttern geschenkte Einsicht in die Weltgestaltungskräfte, ist die
Quelle der Künste.

Und wenn das Ergebnis eines künstlerischen Schaffensprozesses eine
sinnlich wahrnehmbare, ästhetische Darstellung, mit anderen Worten etwas
Schönes ist, dann verstehen wir vielleicht die Beschreibung Rudolf Steiners
von der Urbedeutung des Wortes Schönheit: »Schönheit ist nämlich der
Abdruck des Kosmos, mit Hilfe des Ätherleibes, in einem physischen Er-
denwesen.«[16]

In der plastisch bildenden Kunst spiegeln sich die Kräfte und Gesetzmäßigkeiten der menschlichen Bildekräfteorganisation im Physischen. Die
physische Materie wird in Gestaltung gebracht und proportional gegliedert;
die Gestaltung kann sich wandeln, entwickeln und metamorphosieren, sie
kann zunehmen und abnehmen, wachsen, werden und vergehen. Es entsteht
eine Oberflächen- oder Hautbildung als Grenze zur Umgebung, die in sich
gestaltet und strukturiert ist. Es entstehen Raumesrichtungen in Horizontale
und Vertikale. Und in all diesen Gestaltungs-, Richtungs-, Bildungs- und
Bewegungsvorgängen sind rhythmische Qualitäten in Wiederholungen und
Abwandlungen enthalten. Auch der von Hippokrates schon angesprochene
Wechsel zwischen trocken und feucht, fest und wandelbar gehört dazu. All
dies sind Erscheinungsformen ätherischer Gesetzmäßigkeiten im Bereich
des physischen Leibes, der physischen Stofflichkeit des Bildhauers oder
Plastikers.

Gehen wir nun einen Schritt weiter, indem wir den dreidimensionalen
Raum und die grobe Stofflichkeit verlassen, und schauen uns an, was entsteht,
wenn wir auf Raum und räumliche Gestaltung verzichten. Wir kommen dabei
in die Zweidimensionalität und erleben eine reine Flächenkunst: die Malerei.
»Anfang und Ende in der Malerei ist die gegebenen Fläche, sie diktiert, sie
will und soll aufgeschlossen werden. Den Schlüssel dazu geben uns die Funk-

tionskräfte. Die erste Kraft ist die Farbe. Die Farbe an und für sich kommt vom Spektrum her, in dem ungezählte Farbklänge enthalten sind … Farbthema, zugleich Formthema als Einheit wird zum Gestaltungsthema.

Die königliche Geometrie liefert uns die Grundsubstanz (Kreis, Dreieck, Quadrat). Ein konsequentes Verweben von zwei angenommenen geometrischen Figuren bringt das klingende Thema, es kann in den Dienst unzähliger Variationen gestellt werden. Solche Variationen fordern eine Differenzierung der klingenden Farb-Form-Themata.

Der statischen Grundhaltung steht die dynamische gegenüber. Der feierlichen Haltung steht lebhafte Bewegung bis zur Raserei gegenüber. Der dynamische Rhythmus ruft zu Akzentfolgen auf, die das Bild zu bewegter Gesamthaltung drängen.«[17]

Die Malerei, die in der Fläche Anfang und Ende ihres Gestaltungsraumes begreift, gewinnt als neue Qualitäten im Vergleich zur Plastik die Farben, hell und dunkel, Licht und Schatten und durch diese Elemente vor allem Dynamik, Rhythmus und Variationsmöglichkeiten einer bewegten Gesamtgestaltung des Bildes. Eine Bewegung in der Fläche, aber auch im Bildraum, eine Bewegung in den Abstufungen des Lichts, eine Bewegung der Linien und Formelemente, ganz besonders aber eine innere Bewegung des Ausdrucks dessen, was uns aus dem Bild anspricht, was uns anrührt und was uns, den Betrachter, innerlich bewegt.

Diese Bewegung im Bild, die einer inneren Bewegung des Malers entstammt, wird zur seelischen Bewegung und Belebung im Betrachter.

Beim Vorgang des Malens wechseln sich die Phasen der tätigen Gestaltung mit Phasen des aufnehmenden Betrachtens und Nachfühlens ab. Durch diesen Wechsel von Tätigkeit und Innehalten im Wahrnehmen des Gemalten entsteht ein Rhythmus sich steigernder und differenzierender innerer seelischer Regsamkeit. Am Vorgang des Malens ist damit beispielhaft anschaulich geworden, was bei jedem künstlerischen Schaffen (und Genießen) geschieht: ein rhythmischer Wechsel von Handeln und Wahrnehmen, von Bewegung und Ruhe, von Außen und Innen, von Welt und Mensch.

Es ist die Empfindung, aus der die Malerei entsteht und zu der sie spricht. Es sind Empfindungen, die uns stimulieren, die unsere Organe anregen, die in uns etwas in Fluß bringen. Aus Empfindungen werden im Leiblichen physiologische Vorgänge, Lebensprozesse, Organfunktionen, z.B. Drüsensekretionen, Stoffwechselprozesse und unwillkürliche Muskelbewegungen.

Über das Auge und den Sehsinn angeregt, gesellt sich noch eine Fülle weiterer Sinnesfunktionen hinzu, die im Menschen körperliche und seelische Antworten hervorrufen und bis zu seinem psychosozialen Verhalten in der Gesellschaft und im Beruf Auswirkungen haben können.

In dem berühmten Traktat über die Malerei von Leonardo da Vinci finden wir eine wichtige Ausführung zu diesem Punkt: »Worauf kommt es mehr an in der Malerei, auf Bewegung, wie sie durch die verschiedenen Zustände der lebendigen Wesen hervorgebracht wird, oder auf dieser Wesen Schatten und Lichter? – Das Allerwichtigste, das sich in der Theorie der Malerei finden mag, sind für die Seelenzustände eines jeden lebenden Wesens päßliche Bewegungen, wie für Verlangen, Verschmähen, Zorn, Mitleid und ähnliche.«

Für Leonardo ist also der wesentlichste Zugewinn der Malerei im Unterschied zur Plastik die Bewegung; die Bewegung, die innere Seelenzustände der Wesen ausdrücken kann.

Die in der Malerei wirksamen Elemente sind also nicht mehr die plastischen Gestaltungskräfte, die wir an der menschlichen Leibesgestalt kennengelernt haben, sondern die Kräfte der inneren, physiologischen und psychologischen Bewegungen und die Qualitäten des Lichts und der Farben. Innere Regungen und Bewegungen sowie farbiges, sinnlich-seelisches Erleben finden wir im Menschen, durch ihn in der Kunst der Malerei und außerhalb des Menschen in der Natur in begrenzterer Form im Tierreich, im Unterschied zum Pflanzenreich, das seine Farbigkeit nur außen hat, aber kein inneres farbiges Seelenleben und keine seelischen Regungen oder Bewegungen besitzt.

So sind es in der Malerei in besonderem Maße die Kräfte und Gesetzmäßigkeiten des Seelischen, die sich in der Bildfläche durch die Dynamik und den Rhythmus der Farb- und Formgestaltung, der Linien und Flächen, durch hell und dunkel in der Komposition und der Bildkraft eines Gemäldes ausdrücken.

Gewissermaßen zwischen der plastischen und der malerischen Kunst können wir uns die Zeichnung vorstellen. Auch in der zeichnerischen Kunst wird auf die Räumlichkeit verzichtet, sie kann uns höchstens durch die Perspektive und Projektion den Schein von Räumlichkeit vermitteln; zumeist verzichtet sie auch auf die Farbigkeit, lebt dafür aber um so ausgeprägter in dem Element der Bewegung und Formgebung. In der bewegten Linie einer Zeichnung können wir einen seelischen Ausdruck, die Darstellung eines seelischen Zustandes oder Befindens erkennen, die sich vor allem in der Qualität der Linien und Formelemente ausdrücken.

Durch die Erweiterung der Linie zur Fläche und die entsprechend helle, dunkle oder farbige, aber auch immer bewegte Gestaltung dieser Fläche kann die Darstellung des seelischen Ausdrucks noch stärker empfindungs- oder gefühlsbetont werden.

Die farbig belebte Flächengestaltung der Malerei finden wir im Menschen sinnlich sichtbar gegeben in den farbigen Oberflächen und Organflächen; andererseits in dem sinnlich-seelisch erlebbaren farbigen Seelenleben.

Entsprechend sind diese beiden Seinsbereiche des Menschen – die fließenden Stoffwechselvorgänge der inneren Organe und die farbig, luftig bewegten Vorgänge des Seelenlebens – die wesentlichen Indikationsbereiche für die zur Therapie modifizierte Malkunst.

Verlassen wir jetzt bei unserem Gang durch die Künste auch die Fläche und lösen uns in die raumlose Zeit auf, so lernen wir die reine Zeitkunst, die Musik, kennen.

In der Musik ist zunächst unser Hörsinn angesprochen. Wir hören Töne, Klänge, Akkorde, Intervalle, Melodien; dabei spüren wir Qualitäten wie Stärke oder Schwäche der Töne, Anschwellen oder Abklingen, Steigerung, Beschleunigung oder Hemmung und Verlangsamung; wir spüren Rhythmus und Bewegung mit Schnelligkeit, Heftigkeit oder Bedächtigkeit, Langsamkeit, Weichheit und Ruhe; wir erleben Gleichmaß oder Wechsel, Stetigkeit oder Variation; schließlich erleben wir in der Musik Raum und Zeit, spüren Wärme und Kälte, empfinden Licht und Farbigkeit, Höhe und Tiefe, Sympathie und Antipathie.

Die wesentlichsten Qualitäten des Musikalischen sind dann aber die musikalischen Elemente Melodie, Harmonie und Rhythmus. Diese drei Qualitäten leben in einer besonderen Beziehung zur Zeit, insofern Melodie und Rhythmus in einem zeitlichen Nacheinander erklingen und erlebt werden, während die Harmonie in einem zeitlichen Nebeneinander, das heißt im gleichzeitigen Klangerlebnis wahrgenommen wird.

In den genannten musikalischen Qualitäten (die Tonlage, Dur- und Mollstimmungen müssen natürlich noch dazu erwähnt werden!) werden plastisch räumliche Gestaltungen im zeitlichen Nacheinander und Miteinander hörbar, farbige Betonungen werden erlebbar, Stimmungen werden spürbar, Empfindungen und Gefühle deutlich mitfühlbar und vorsprachlich verstehbar. Das alles spielt sich in dem hörbar musikalischen Element der Töne und Klänge, Melodien und Rhythmen ab, wodurch sich individuell seelisches Erleben auf eine Weise ausdrückt, daß es überindividuell allgemein menschlich erlebt und verstanden werden kann. Schließlich muß keine Musik von

48

der einen in eine andere Sprache übersetzt werden, sie ist allgemein menschlich, das heißt ihre Qualitäten und Gesetzmäßigkeiten sind allgemein seelisch-geistiger Natur, sie sprechen Bewußtsein, Empfindungen und Gefühle an, sie haben eine Beziehung zur Zeit, sie geben eine Qualität von Kontinuität; darin lebt eine starke Verwandlungskraft, ohne daß die Kontinuität verlorenginge; die Erinnerung spielt eine starke Rolle, ebenso aber auch Qualitäten wie Entstehen und Vergehen, Leben und Sterben, Inkarnation und Exkarnation; die Qualität von Überbrücken, Dazwischen-Sein und steigernde Vermittlung und Ausgleich zwischen Polaritäten und schließlich das Geheimnis harmonikaler (harmonischer oder auch nicht harmonischer) Kompositionen, was wir in der bildenden Kunst Gestaltungen, Formen und Proportionen nennen würden.

Musik wirkt also nicht nur auf den Hörsinn, wie wir weiter oben schon beschrieben haben, sondern auf unsere Sinne generell, auch auf Atmung und Herz, auf alle Rhythmen, auf die willkürliche wie auch auf die unwillkürliche Muskulatur, auf unsere Vitalität wie auf unser Gemüt, auf die seelische Stimmungslage wie auch auf unsere geistige Verfassung. Musik wirkt auf unser Wachbewußtsein, aber auch auf unbewußte Schichten und krankhaft bedingte Störungen des Bewußtseins, ja bis hinein in komatöse Zustände. Hierzu liegen vielfältige Erfahrungen in der Musiktherapie vor, bis zur musiktherapeutischen Mitbehandlung einer »hirntoten« Schwangeren in der Filderklinik.[18]

Neben den Tönen und Intervallen sind wesentliche musiktherapeutische Wirkelemente die musikalischen Qualitäten:

Melodie	Harmonie	Rhythmus*

die durch ihre anthropologischen Beziehungen zu

Sinnes-Nerven-System	Rhythmischem System	Bewegungssystem

und entsprechend zu den psychischen Prozessen

Denken	Fühlen	Wollen

---

* Der musikalische Begriff Rhythmus leitet sich ab vom Griechischen: rhein: fließen, das in einem periodischen Wechsel verläuft, wie es die Bewegung der Meereswellen vormacht. Diese Qualität der (fließenden Bewegung entpricht im Menschen dem Stoffwechsel- und Bewegungssystem.

Demgegenüber verkörpert das rhythmische System im Menschen vorzüglich das Element des periodischen (= rhythmischen) Wechsels zwischen Bewegung und Ruhe, wie wir es am Herzen und an der Atmung beobachten können.

eine direkte, auf Seele und Leib gerichtete therapeutische Wirksamkeit entfalten. Dabei kommt der Musik, selbst zwischen Polaritäten atmend und schwingend, im wesentlichen eine regulierende und ordnende Wirkung zu.

Am Beispiel der Musik können wir in besonders eindrucksvoller Weise den Zusammenhang von Kunst und Kosmos nachempfinden, wie es in dem folgenden Schema versucht wird, sichtbar zu machen. Entsprechendes gilt in Variationen auch für die anderen Künste.

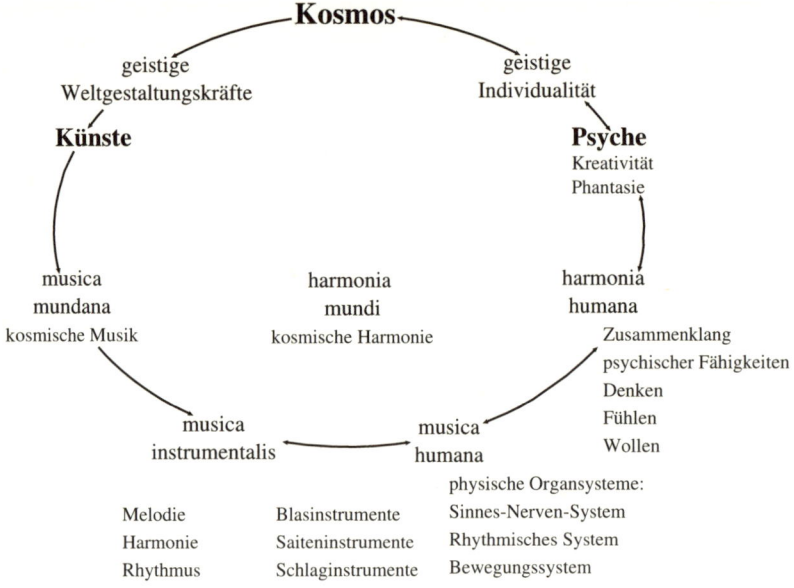

»Die kosmischen Bewegungen sind nichts anderes als eine andauernde, polyphonische Musik.«

Johannes Kepler

»Das Malen ist ein donnernder Zusammenstoß verschiedener Welten, die in und aus dem Kampfe miteinander die neue Welt zu schaffen bestimmt sind, die das Werk heißt. Jedes Werk entsteht technisch so, wie der Kosmos entstand – durch Katastrophen, die aus dem chaotischen Gebrüll der Instrumente zum Schluß eine Symphonie bilden, die Sphärenmusik heißt. Werkschöpfung ist Weltschöpfung.«

Wassily Kandinsky

Als nächster Zeitkunst begegnen wir der Dichtung, die durch die Sprache lebt und existiert und insofern mit der Sprache, der Gestaltung der Sprache innig zusammengehört.

In der Sprachgestaltung wie in der Dichtung erleben wir wieder einen sich vom Raum befreienden zeitlichen Gestaltungsprozeß, der wiederum unsichtbar, aber hörbar als Raumzeitgestalt in der gesprochenen Sprache erklingt oder in der zum sprachlichen Ausdruck verdichteten Gestalt individueller seelisch-geistiger Empfindungen oder Gedanken erlebbar, nachvollziehbar und verstehbar wird.

Während bei der Musik das Element der Bewegung, Geschwindigkeiten, Klänge und Stimmungen in einem zeitlich rhythmischen Strom lebten, steht die Bewegung bei der Dichtung ganz im Dienste der Gestaltung der gesprochenen oder geschriebenen Sprache, die einem Bewegungsausdruck von innen nach außen, aus dem Innenraum, dem seelischen und körperlichen Innenraum des Menschen, in den Außenraum zwischenmenschlicher Begegnung entspricht.

Während die Musik allgemeinverständlich Gefühle zum Ausdruck bringen kann, ist es die besondere Qualität der Sprache, durch sie persönliche Gedanken äußern zu können. Dabei drückt sich allerdings in der Sprache nicht nur aus, was der Mensch denkt, begleitet von seinen Gefühlen und Willensintentionen, sondern vor allem auch das Wesen des Menschen selbst. In der Art und Weise, wie sich die Sprache in ihrer Gestaltung entfaltet, drückt sich die reinste und stärkste Formkraft des Menschenwesens aus. Diese Formkraft kommt aus dem innersten Zentrum des Menschen. Sie ist vernehmbar und verstehbar, wenn sich der Hörende auf das Wie und das Was des Gesprochenen und der Sprache einläßt – sie ist unter Umständen mißverstehbar, wenn der Hörende mehr auf seine eigene Stimme und Sprache hört.

Die Sprache dient dem individuellen Ausdruck und ist damit ein Element der Selbstgestaltung und der geistigen Selbstverwirklichung eines jeden Individuums. Sprachlich ausgedrückte Gefühle haben eine andere Qualität und eine größere Nähe zum Bewußtsein als musikalisch ausgedrückte Gefühle. Sie haben gewissermaßen einen Läuterungsprozeß durchgemacht und in die subjektiv persönliche Aussagekraft auch noch die Qualität einer überpersönlichen Bedeutung aufgenommen. Die überindividuellen Gesetzmäßigkeiten, die in der Sprache wirksam sind (Sprachlehre, Grammatik, Syntax u.a.), die Ausdruck und Erscheinungsform eines Sprachgenius sind, der innerhalb einer sprachlichen Gemeinschaft, eines Sprachraumes lebt und wirkt, stellen sich dem individuell persönlichen Ausdrucks- und Gestaltungswillen eines Menschen zur Verfügung.

Es ist das Geheimnis von Umkreis und Mittelpunkt, das sich in dem Zusammenwirken der Gesetzmäßigkeiten der »Muttersprache« eines Volkes und dem individuellen sprachlichen Ausdruck als der anthropologischen Grundlage von Dichtung und Umgangssprache verwirklicht.

In den drei Gattungen der Dichtung als Epik, Lyrik oder Dramatik finden wir eine anthropologische Beziehung zur Dreigliederung der physischen und psychischen Organisation:

Epik	Lyrik	Dramatik
Denken/Sinnes-Nervensystem	Fühlen/Rhythmisches System	Wollen/Bewegungssystem

Weiterhin kommen als wirksame Faktoren die Elemente der Sprache, die Laute, Vokale und Konsonanten in Betracht. Davon ausgehend wirken auch die Zusammenklänge der Laute in Silben und Wörtern sowie die Rhythmen der Sprache und die Sprachmelodie.

Schließlich erleben wir seelisch Bildhaftes und Gefühlsmäßiges in Lautfolge und Wortwahl und Stimmung der Sprache.

Zum guten Schluß vergessen wir nicht, auch den Inhalt einer intellektuellen oder willenshaften Aussage in einer sprachlichen Formulierung oder einer dichterischen Gestaltung zu erwähnen.

In den genannten vier Ebenen der Sprache:

der Laute
den Klängen, der Melodie und dem Rhythmus,
der bildhaften und emotionalen Stimmung
und der inhaltlichen Aussage

liegen weitere Wirkelemente der therapeutischen Sprachgestaltung, insofern sich auch darin eine anthropologische Beziehung zu den Seins-Ebenen des Menschen ausdrückt:

Leib	Leben	Seele	Geist
Laute:	Klang	Sprachbilder	Aussage
Vokale	Melodie	Lautmalerei	Gedanke
Konsonanten	Rhythmus	Stimme	Inhalt
		Stimmung	

52

Versuchen wir noch einen weiteren, letzten Schritt auf unserem Weg, so erobern wir uns den Raum wieder zurück und fassen die Künste in ihren Elementen zusammen: den äußeren Raum der Architektur, den menschlichen Körperraum in der Plastik, die farbige Bewegung der Malerei, die hörbare Klangbewegung der Musik und die Gestaltungsgesetzmäßigkeiten der Sprache. Da kommen wir zu der zusammenfassenden Kunst der Eurythmie, in der Sprache und Musik sichtbar, die Farben erlebbar werden, die Plastik selbst zur bewegten Gestalt wird und die Bewegungen den äußeren Raum in der Choreographie ergreifen. Die Eurythmie ist eine Zusammenfassung von Elementen architektonischer, plastischer, zeichnerischer, malerischer, musikalischer und sprachlicher (dichterischer) Kunst. In der Choreographie haben wir die Architektur als bewegte äußere Raumgestalt. In der Körperbewegung haben wir die bewegte Plastik, in den Bewegungsabläufen der Vokale und Konsonanten haben wir ein zeichnerisches Element der bewegten Linie, in den Bewegungsqualitäten mit ihren verschiedenen Ausdrucksweisen und Betonungen haben wir ein farbig malerisches Element; in den Gesetzmäßigkeiten der Toneurythmie wird die Musik sichtbar. Und in den Bewegungsgestalten der Lauteurythmie erscheint die Sprache durch den Leib im Raum.

Die Eurythmie ist Ausdruck von den Gesetzmäßigkeiten bewußt ergriffener Lebensprozesse und Lebensgestaltungen im Bereich willentlicher körperlicher Bewegungsgestaltungen. Dadurch wird der Bereich des physischen Leibes und seiner Kräfte in die Sphäre lebendiger Beweglichkeit und fließender, strömender Bewegung heraufgehoben.

Mit der Betrachtung der Eurythmie haben wir nochmals den Kreis der Künste durchwandert von der statischen Raumeskunst der Architektur bis zur ätherisch bewegten Leibeskunst der Eurythmie.

Der Kunstimpuls Rudolf Steiners bezieht sich in einer dreifachen Weise auf die klassischen Künste von der Architektur bis zur Dichtung:

Erstens ist jede dieser Kunstformen durch die anthroposophische Geisteswissenschaft und durch die künstlerische Schaffenskraft Rudolf Steiners in ihren künstlerischen Erscheinungsmöglichkeiten ergänzt worden.

Zweitens ist durch die Neuschöpfung der eurythmischen Kunst eine Zusammenfassung der Eigenschaften und Qualitäten der fünf klassischen, bildenden und darstellenden Künste auf der Ebene der menschlichen Bewegungsmöglichkeiten als Form eines Gesamtkunstwerkes geschaffen worden.

Drittens hat Rudolf Steiner durch die anthropologische Beschreibung der künstlerischen Prozesse als Ausdruck des Wirksamwerdens der menschlichen Seinsqualitäten auf die wesensmäßige Beziehung zwischen menschlichen (leiblichen und seelischen) Prozessen einerseits und künstlerischen Vorgängen andererseits hingewiesen. Damit ist den anthroposophischen Ärzten, die sich um eine Wesensglieder-Diagnostik bemühen und um ein therapeutisches Wirken auf die Qualitäten und Prozesse der Wesensglieder (Seinsqualitäten), wie sie sich leibgebunden oder leibfrei entfalten, ein weiteres therapeutisches Instrument in die Hand gegeben, das nicht durch die Verabreichung von Arzneistoffen seine Wirkung entfaltet, sondern durch die Ausübung von künstlerischen Tätigkeiten, die dem kranken Menschen angemessen modifiziert werden.

Für das Verständnis der anthroposophischen Medizin sind Gesundheit und Krankheit Erscheinungsweisen des Zusammenwirkens der Wesensglieder in leibgebundener oder leibfreier Form. Und die Maßnahmen, die zu einer Heilung führen sollen, richten sich an dieses Zusammenwirken der Wesensglieder.

Die Künste entstehen als Erscheinungsformen des Zusammenwirkens von Wesensgliedern, die durch des Menschen phantasievolle, schöpferische (kreative) Tätigkeit von ihm in die Welt gebracht werden.

Wenn diese künstlerischen Prozesse nicht dazu verwendet werden, Kunstwerke in die Welt zu setzen, sondern diese zurückgehaltene kreative Gestaltungs- oder Bewegungskraft den veränderten Wechselverhältnissen der Wesensglieder eines kranken Menschen angemessen angepaßt wird, können durch das Ausüben künstlerischer Tätigkeiten Vorgänge im Menschen angeregt und entfaltet werden, die in der Lage sind, gesundend auf die Wesensgliedertätigkeiten zurückzuwirken: sei es leibgebunden oder leibfrei im Seelisch-Geistigen.

Ein Mythos bildender Kunst

Kehren wir für einen Moment zurück zu den Ursprüngen unserer abendländischen Geschichte, so begegnen wir einem urbildhaften Mythos der Kunst.

Auf der Insel Zypern lebte einst in mythischer Vorzeit ein König namens Pygmalion. Er übte in vollkommener Fertigkeit die Kunst des Bildhauers aus. Aus Marmor und Elfenbein schuf er wunderbare Skulpturen. In eine solche weibliche Skulptur, geschaffen aus Elfenbein, verliebte er sich eines Tages und verspürte beim Anblick der Statue, als ob sie Leben hätte.

Die Beziehung von Pygmalion zu seinem elfenbeinernen Kunstwerk war so intensiv, daß sich die Göttin Venus selbst erbarmte und der Statue menschliches Leben schenkte, so daß der König Pygmalion sein Geschöpf zur Frau nehmen und mit ihr eine Familie gründen konnte. Sie gebar ihm die Tochter Paphos, nach der heute noch eine Stadt auf Zypern benannt ist, wo der berühmteste und älteste Tempel der Venus stand.

Ovid schildert im 10. Buch seiner Metamorphosen die Geschichte des Pygmalion. Seither ist dieser Mythos zu einem Urbild künstlerischen Schaffens geworden. Namentlich viele Dichter haben sich in dichterischer oder dramatischer Form mit diesem Stoff auseinandergesetzt. Die bekannteste Darstellung aus unserem Jahrhundert ist sicher das Schauspiel »Pygmalion« von George Bernard Shaw, der interessanterweise die Gestalt des sich ein Geschöpf nach seinem Bilde schaffenden Bildhauers in einen Linguisten, in einen modernen Sprachforscher, modifiziert hat. Aus der äußeren Stoffgestaltung im mythologischen Bild wurde im 20. Jahrhundert die innere Gestaltung an der Sprache, die den Menschen formt.

In der Gestalt des Pygmalion ist urbildhaft ein Ziel aller bildenden Künste ausgedrückt: ein Werk nach dem eigenen inneren Bilde so vollkommen gestalten zu können, daß es Leben empfangen und wiedergeben kann, daß es Leben ausdrücken und vermitteln kann, weil es selbst aus einer lebendigen Beziehung zu der göttlichen-geistigen Welt entstanden und befruchtet ist. In anderen Worten: Die Gesetze des Lebens können toter Materie nur eingepflanzt werden durch die Vermittlungskraft künstlerischer Gestaltung, bei der die Götter selbst mitwirken.

Sich in einen solchen Vorgang des Werdens, des Schaffens und Entstehens, das heißt in einen Bildevorgang einzufühlen, bedeutet, sich auf einen künstlerischen Prozeß einzulassen, darin zu leben, mit ihm zu arbeiten. Wenn dies in der Wahrnehmung eines kranken Menschen für einen erkrankten Organismus ausgeführt und geübt wird, entsteht auf diesem Weg die Modifikation eines reinen künstlerischen Schaffens zu einer künstlerisch-therapeutischen Tätigkeit.

Ein Mythos musikalischer Kunst

Haben wir zu Beginn gehört, daß das Heilen mit künstlerischen Mitteln am Anfang der abendländischen Medizin in der griechischen Mythenwelt begonnen hat; haben wir gehört von dem Pygmalion-Mythos als einem Urbild bildnerisch-künstlerischen Schaffens in der Verwirklichung der Lebensgesetze durch die Mithilfe der Götter, der geistigen Welt im künstlerischen Schaffen, so wenden wir uns jetzt noch einen Moment einem anderen griechischen Mythos zu, dem Orpheus-Mythos. Orpheus ist der größte und bedeutendste Sänger der griechischen Mythologie. Er ist ein Sohn des Apollon und der Muse Kalliope, der höchsten aller Musen, die allem Musischen, allem Künstlerischen überhaupt diente. Er war mit Eurydike vermählt, die eines Tages durch einen Schlangenbiß in jungen Jahren schon zu Tode kam. Orpheus besaß die Begabung, durch seinen Gesang und sein Leierspiel alle Dinge und Wesen der Welt zu bezaubern, wie es uns Ovid in seinen Metamorphosen schildert. Er konnte die wilden Tiere zähmen, so daß sie ihm nachfolgten und sich friedlich verhielten; er konnte Bäume verzaubern und in Bewegung versetzen; Steine habe er zum Leben erweckt. Er konnte Menschen besänftigen und Frieden stiften und ebenso die Naturgewalten und Elemente bezähmen. Als er nun in großer Trauer war über den Tod seiner jungen Frau, wagte er sich in die Unterwelt, in das Reich des Todes, um dort die Götter der Unterwelt, Hades und Persephone, zu bitten, ihm seine Eurydike wieder zu geben. Die dort weilenden Seelen kamen und lauschten, und Hades und Persephone selbst waren so verzaubert von seinem Gesang und seinem Leierspiel, daß sie Geheiß gaben, Eurydike dürfe wieder mit ihrem Gemahl beseelt in die Welt der Menschen zurückkehren. Allerdings gaben sie Orpheus eine Bedingung: Er durfte auf dem Weg von der Unterwelt in die Oberwelt sich nicht nach seiner Geliebten umdrehen, um sie zu schauen.

Bis hierher erfahren wir aus dem Orpheus-Mythos, daß die Musik in der Lage ist, durch die Erscheinungsweise ihrer geistigen Gesetze alle Elemente und Wesen der Natur und den Menschen selbst und schließlich sogar die Götter der Unterwelt so zu betören und zu verzaubern, daß sogar eine verstorbene Seele wieder zurück durfte in das Reich der lebenden Menschen.

Da die Musik aber eine ungegenständliche, unräumliche Zeitkunst ist, kann sie ihren Zauber verlieren, wenn ihre Wirkungsweise zu früh sichtbar physische Gestalt bekommt und geschaut wird. So ist die Bedingung von Hades und Persephone zu verstehen, Orpheus dürfe sich nicht nach seiner Geliebten umdrehen, um sie zu schauen, solange er noch die Unterwelt durchschritt. Da er es dennoch aus Fürsorge und Liebe tat, verlor seine Musik ihre Zauberkraft, und er verlor seine Eurydike zum zweiten Mal.

Im Unterschied zum Pygmalion-Mythos als Urbild der bildenden Kunst mit ihrer Beziehung zu den Gesetzmäßigkeiten des Lebens, des körperlich physischen Lebens, zeigt uns der Orpheus-Mythos als Urbild der musikalisch-darstellenden, unsichtbaren Kunst die Beziehung zu den Gesetzen des Seelenlebens, die noch über jenen des physischen Lebens herrschen. Die verstorbene und bereits im Reich der Unterwelt angekommene Eurydike konnte durch die Zauberkraft der orphischen Musik wieder beseelt und belebt werden, freilich auch nur durch die Mithilfe der Götter, die sich von der Musik bezaubern ließen. Schließlich war Orpheus selbst ja der Sohn eines Gottes und einer Muse und insofern vollkommenster Schöpfer der musikalischen Kunst.

Immer aber sehen wir in diesen urbildhaften Beschreibungen künstlerischen Schaffens bei der bildenden wie bei der musikalischen Kunst die Mitwirkung der göttlich-geistigen Welt, die durch den Menschen im künstlerischen Schaffen und im künstlerischen Werk erscheint und für die Menschen seit jeher und immer Ausdruck ihrer Beziehung zur göttlich-geistigen Welt ist.

Eine Therapie mit künstlerischen Mitteln ist insofern eine Therapieform, die dem modernen Menschen unserer Zeit wieder die Möglichkeit gibt, durch seine eigene Tätigkeit den Anschluß an die göttlich-geistige Welt nicht denkend, wohl aber bewußt handelnd und erlebend zurückgewinnen zu können und auf diese Weise die Ganzheit von Geist, Seele, Leben und Leib übend erreichen zu können. Darin liegen die durch die anthroposophische Menschenkunde gegebenen therapeutischen Aufgaben und Möglichkeiten der Künste.

Aus den Sonetten an Orpheus

Du aber, Göttlicher, du, bis zuletzt noch Ertöner,
da ihn der Schwarm der verschmähten Mänaden befiel,
hast ihr Geschrei übertönt mit Ordnung, du Schöner,
aus den Zerstörenden stieg dein erbauendes Spiel,

Keine war da, daß sie Haupt dir und Leier zerstör.
Wie sie auch rangen und rasten, und alle die scharfen
Steine, die sie nach deinem Herzen warfen,
wurden zu Sanftem an dir und begabt mit Gehör.

Schließlich zerschlugen sie dich, von der Rache gehetzt,
während dein Klang noch in Löwen und Felsen verweilte
und in den Bäumen und Vögeln. Dort singst du noch jetzt.

O du verlorener Gott! Du unendliche Spur!
Nur weil dich reißend zuletzt die Feindschaft verteilte,
sind wir die Hörenden jetzt und ein Mund der Natur.

Rainer Maria Rilke

Therapeutische Gesichtspunkte – Indikationen

Nach diesem Exkurs in den Bereich der Mythologie, der Urbilder künstlerischer Wirksamkeit zur Anschauung brachte, soll nun der kunsttherapeutische Ansatz an einem Beispiel konkretisiert werden.

 Bei der therapeutischen Modifikation von der Kunsteurythmie zur Heileurythmie kommen zunächst folgende Schritte in Betracht:

I. Auswahl und teilweise einseitige, besondere Betonung bestimmter Be-
wegungsabläufe (z.B. mit den Armen, Beinen, Füßen, mit Sprüngen,
Gewichten o.ä.), die an das zu behandelnde Krankheitsgeschehen des
Patienten und das davon betroffene Organ (in Funktion und Gestalt)
angepaßt sind.
Dabei ist zu bedenken:
Jede Organgestalt ist eine zu Ende gekommene Bewegung.
Jede Organfunktion ist eine aus der Organgestalt in Zusammenhang mit
der Umgebung sich ergebende Bewegung.
Gestalten haben Größe, Verhältnisse, Oberfläche (Haut), Proportionen.
Prozesse (Funktionen) haben zeitliche Qualitäten: Schwankungen, Ge-
schwindigkeiten, Rhythmen.
Alle Organfunktionen geschehen in der Zeit und in Zusammenhang mit
fließenden Vorgängen oder meist direkt in einem fließenden Medium.

II. Ausführen und übendes Wiederholen und bewußtes Sich-Einleben in
den heileurythmischen Bewegungsablauf.

III. Empfindungsmäßiges inneres Begleiten der geübten Bewegungen.

IV. Anpassen der zu den Bewegungsabläufen angemessenen Bewegungsintention und Muskelanspannung bzw. -entspannung.
Im einzelnen können dann noch vier therapeutische Elemente weiter
differenziert werden:

1. Das Element der Bewegung
2. Die Qualität des Rhythmus in der Bewegung und im Üben
3. Die Bewegungsgestaltungen der Vokale
4. Die Bewegungsgestaltungen der Konsonanten

Eine Weiterentwicklung stellt z.B. die Anwendung bzw. die Hinzunahme von Elementen der Toneurythmie in die Heileurythmie dar.

Die heileurythmischen Bewegungen sind so konzipiert, daß die therapeutischen Bewegungsabläufe und Bewegungsgestaltungen den Organformen und Funktionsprozessen des erkrankten Organismus angepaßt sind und den pathologischen Geschehnissen und Verhältnissen ordnende und gestaltende therapeutische Impulse geben.

Beispiel einer Heileurythmie-Behandlung

Behandlung einer Patientin mit Multipler Sklerose.

Die Multiple Sklerose (MS oder: Encephalomyelitis disseminata) ist eine der häufigsten organischen entzündlichen Nervenerkrankungen in Mitteleuropa. Die MS kann schon um die Pubertätszeit beginnen; sie verläuft meistens in Form von akut auftretenden Krankheitsschüben, die, rezidivierend, meistens einige Wochen andauern und dann mehr oder weniger unvollständig ausheilen, so daß in der Regel eine Restsymptomatik beim Patienten zurückbleibt, die sich von Krankheitsschub zu Krankheitsschub verschlechtern kann. Eine andere Verlaufsform ist die chronisch progrediente, die sich entweder kontinuierlich langsam stetig verschlechtert oder auch innerhalb einer langsamen progredienten Verlaufsform zusätzlich noch Schübe mit akuten Verschlechterungen aufweist.

Das Erkrankungsbild der MS kann sehr vielgestaltig sein, meistens bestehen deutliche Einschränkungen oder Behinderungen im Bereich der Sensibilität, der Motorik und der Koordination, wodurch das normale Leben der Patienten, insbesondere auch ihr Berufsleben erheblich beeinträchtigt wird. Die Symptome und ihre Vielgestaltigkeit hängen von der Lokalisation der Entmarkungsherde im Gehirn und Rückenmark ab.

Neben diesen Erkrankungszeichen in der Bewegungsfähigkeit bestehen häufig noch Störungen im Bereich der Augen sowie Blasenstörungen, Gleichgewichtsstörungen, Sprachstörungen und psychische Beeinträchtigungen, vor allem bezüglich der Stimmungslage. Die Ursache der MS-Erkrankung ist heute noch unklar, auch wenn es verschiedene Theorien ihrer Entstehung gibt. Eine kausale Behandlung ist derzeit in der Medizin noch nicht bekannt. Die therapeutischen Bemühungen zielen insofern immer darauf hin, neben der Behandlung des akuten Krankheitsschubes langfristig so viel wie möglich von den motorischen Fähigkeiten der Patienten zu erhalten, um so lange wie möglich eine eigene Gestaltung des persönlichen wie beruflichen Lebens zu gewährleisten.

Wie aus dieser kurzen Aufzählung der wichtigsten Symptom der MS ersichtlich werden kann, betrifft die Multiple Sklerose/Encephalomyelitis disseminata den ganzen Menschen, insofern Funktionsstörungen von den Augen bis zu den Füßen auftreten können und sich Einschränkungen der Bewegungsorgane und Sensibilitätsstörungen, ebenfalls über den ganzen Körper verteilt, zeigen, so daß das Erleben und Bewegen des gesamten Leibes mehr oder weniger stark beeinträchtigt sein kann.

Hier setzt die heileurythmische Therapie an, mit dem Ziel, durch spezifische Übungen sowohl die Bewegungs- und Koordinationsfähigkeit der Gliedmaßen wie auch das Erleben des eigenen Leibes in Körperhaltung und Bewegung wiederzugewinnen, zu intensivieren, zu erhalten und zu verbessern. Durch diesen Ansatz der Heileurythmie werden die Patienten angehalten, sich bewußt empfindend mit ihrem Leib zu verbinden.

Die jugendliche, fröhliche Patientin kam erstmals siebzehnjährig mit einer akut aufgetretenen MS in unsere stationäre Behandlung und wurde neben der anthroposophisch medikamentösen Therapie mit Heileurythmie behandelt. Sie saß im Rollstuhl, den sie mit ihren Händen noch selbst vorwärtsbewegen konnte. Es bestand eine Paraparese der Beine mit unwillkürlichen Bewegungsstörungen sowie eine Paraparese der Arme und Sensibilitätsstörungen, die diffus über den Körper verteilt waren. Sie konnte nur mit Hilfe aus dem Rollstuhl aufstehen. Gehen war ihr zum Zeitpunkt der stationären Aufnahme, auch mit Hilfe, kaum möglich. Die heileurythmischen Übungen spielten sich über lange Zeit im Sitzen ab und bestanden in Koordinationsübungen mit leichten Stäben, Kugeln und Rollen, die zunächst mit Armen und Händen und Füßen ausgeübt wurden. Es folgten dann kleinere Bewegungsübungen mit den Fingern, wobei die Patientin in dieser Zeit schon langsam frei sitzen konnte, dann schließlich mit Hilfe und später auch frei stehen konnte. Im Laufe der weiteren Behandlung lernte sie wieder selbständig zu gehen, die Übungen konnten dann als großangelegte Koordinationsübungen in der Polarität von Schwere- und Leichte-Übungen sowie Ziel- und Streck-Übungen mit den Armen ausgeführt werden. Im weiteren Fortgang der Behandlung konnten auch die Beine vermehrt in die Übungen einbezogen werden, so daß die Koordinationsübungen mit Armen und Beinen sowohl seitengleich wie diagonal durchgeführt werden konnten. Dabei kamen auch sowohl vokalisierende wie konsonantierende Lautelemente zur Anwendung.

Insgesamt erstreckte sich die Behandlung über mehrere Wochen des stationären Aufenthaltes in der Klinik. Zunächst konnte die Patientin vom Rollstuhl in den Gehwagen überwechseln, dann mit Hilfe von zwei Gehstützen, schließlich noch mit einer Gehstütze und zuletzt ohne Gehhilfen frei selbständig gehen. Nach der Entlassung konnte sie auch wieder Fahrradfahren und hat inzwischen – der Beobachtungszeitraum erstreckt sich jetzt über mehrere Jahre – eine Berufsausbildung absolviert und kann eine sitzende Berufstätigkeit ausüben.

Die Patientin erlebte diese heileurythmische Behandlung als anregend, wohltuend und sehr stark motivierend, um ihre Beweglichkeit und ihr Körpergefühl wiederzugewinnen.

Die *therapeutischen Indikationen* der verschiedenen Künste ergeben sich aus den unterschiedlichen kunstspezifischen Qualitäten, Elementen und Prozessen, wenn diese mit den Qualitäten und Prozessen eines leiblichen oder seelischen Krankheitsgeschehens verwandt sind im Sinne einer anthropologischen Beziehung.

Nach dieser Krankengeschichte, die etwas von der therapeutischen Wirksamkeit der Heileurythmie zeigen kann, soll auch auf die anderen therapeutischen Künste eingegangen werden.

Im *plastisch-therapeutischen Gestalten* steht das gestalterische Umgehen mit einem mehr oder weniger festen Stoff im Vordergrund. Dabei kommt es auf Tasten, Spüren, Sehen und Empfinden an, auf Gleichgewicht, Ruhe und Bewegung, Standfähigkeit, Raumorientierung, Haltung, Maß und Proportion; die Gestaltungsvorgänge beinhalten Runden, Höhlen, Kanten, Aufbrechen, Durchbrechen, Innenraum bilden, Haut (Oberfläche) bilden, Abgrenzen, Aufnehmen, Zunehmen, Wachsen, Gestalt verwandeln, Festigen, Abnehmen, Glätten. Dies alles wird mit den Händen oder mit Werkzeugen, je nach dem zu bearbeitenden Material – Erde, Holz, Stein, Ton oder anderem – bewerkstelligt.

Da die genannten Prozesse und Qualitäten nicht nur zum physisch-materiellen Bereich gehören, sondern auch auf seelische und soziale Situationen anwendbar sind (man denke nur an die Standfestigkeit eines Menschen oder an »Spitzen und Kanten« einer Persönlichkeit, an Abgrenzung oder Glätten in zwischenmenschlichen Beziehungen oder Konflikten etc.), ergeben sich die Indikationen für das plastisch-therapeutische Gestalten bei physisch-körperlichen wie auch bei seelischen Auflösungsprozessen, physischen oder psychischen Gestaltverlusttendenzen, bei organischen Deformierungen, bei Angst- und Unruhezuständen und bei akuten Psychosen, um jeweils eine zunehmende Gestaltung, Ordnung, Abgrenzung, Festigung, Standfähigkeit, Zentrierung oder Orientierung in Leib, Raum und Seele anzuregen, neu zu ermöglichen oder entsprechende vorhandene Fähigkeiten zu unterstützen und zu stärken.

Im einzelnen haben sich aus unserer klinischen und ambulanten Erfahrung vor allem folgende *Diagnosen* für eine *Indikation des plastisch-therapeutischen Gestaltens* bewährt: von den chronisch entzündlichen Darmerkrankungen besonders die Colitis ulcerosa, bei den Carzinomen insbesondere solche von Hohlorganen wie Magen, Darm, Blase mit Organgestaltauflösungen; auch bei den malignen Blut- und Lympherkrankungen wie den Leukämien und den Lymphomen; bei AIDS, bei den schizophrenen und manischen Psychosen, bei Verwirrtheitszuständen aus verschiedenen Ursachen, bei der Bulimie und bei den Angst- und Panikerkrankungen, bei manchen depressiven Patienten und auch bei Hauterkrankungen.

Im *therapeutischen Zeichnen* können wir bei auflösenden, stagnierenden oder deformierenden Tendenzen, bei Orientierungsstörungen, Koordinationsstörungen und Einseitigkeiten (z.B. bei neurologischen Erkrankungen oder nach einseitigen Operationen, Amputationen) im therapeutischen Sinne Bewegung, Ausgleich, Maß, Orientierung, Proportion, Harmonie, Form und Struktur wieder anregen und einüben. Auch dies gilt gleichermaßen bei körperlichen wie bei seelischen Erkrankungen; so z.B. bei einigen Formen rheumatischer Erkrankungen, bei cerebralen Durchblutungsstörungen, nach Apoplex, bei ängstlichen oder hysterieformen Depressionen, zum Teil auch bei Phobien und bei Zwängen.

Mit der *Maltherapie* gelingt es, innere Bewegung und Empfindung anzuregen, Sekretion und fließende Vorgänge in Gang zu bringen, Auflösungen und dadurch neue Formen und Beziehungen entstehen zu lassen. Das künstlerische Umgehen mit den Qualitäten Hell und Dunkel, Licht und Schatten, Farbe und Form, Grenzen und Übergängen, Dichte und Durchlässigkeit, Einseitigkeit und Ausgeglichenheit, Bewegung und Ruhe, Lebendigkeit und Leblosigkeit im malerischen Prozeß eines Bildes kann einerseits in analoger oder in konträrer Weise psychische oder physische Vorgänge des Menschen spiegeln, d.h. zur bildhaften Erscheinung kommen lassen. Andererseits kann eben dieser künstlerisch-therapeutische Umgang mit bestimmten malerischen Techniken und Qualitäten (was psychischen Verhaltensweisen der Patienten entsprechen kann) im Sinne einer aktiven, kreativen und erlebnisorientierten Übungstherapie zur Reaktivierung alter oder zur Aktivierung und Gewinnung neuer physischer oder psychischer Prozesse, Eigenschaften, Qualitäten oder Fähigkeiten führen. Insofern ist Maltherapie indiziert bei allen Arten von Stagnationen, Erstarrungen, Hemmungen, Ablagerungen und Verhärtungen. Im einzelnen hat sich die Maltherapie z.B. bei folgenden *Diagnosen* bewährt: Anorexie, Asthma, Depressionen, Morbus Crohn, Carzinom, insbesondere von Drüsenorganen (z.B. Mamma-Carzinom, Ovarial-Ca., Leber-Ca.), bei sklerotischen Erkrankungen der Gefäße und Gelenke sowie bei Stoffwechselerkrankungen und deren Folgen, wenn sie nicht akut entzündlich oder auflösend sind, bei Neurodermitis sowie bei manchen Zwangskrankheiten.

Die *Musiktherapie* entfaltet ihre therapeutische Wirkungsbreite bei organischen und psychischen Erkrankungen, die – in Gestalt oder Funktion – aus ihrer eigenen und gesunden Ordnung, aus ihrem Maß, ihrem Rhythmus, ihrer Geschwindigkeit heraus in eine – pathologische – Einseitigkeit gefallen sind. In Betracht kommen hierbei Bewußtseinsstörungen (Trübungen und komatöse Zustände), Vigilanzstörungen (Störungen der Wachheit und der Aufmerksamkeit), Stimmungsschwankungen bzw. Einseitigkeiten seelischer Verfassungen (insbesondere bei Depressionen, auch bei mehr apathischen oder gehemmten schizophrenen Psychosen, wie auch bei Zwangssyndromen), bei Schlafstörungen, entzündlichen und degenerativen Erkrankungen des Nervensystems (z.B. Multiple Sklerose, Morbus Parkinson u.a.), bei Erkrankungen der Atmung (in erster Linie Asthma bronchiale), bei Rhythmusstörungen des Herzens wie auch nach Herzinfarkt, bei Verspannungen, Verkrampfungen, Entzündungen, Lähmungen und schmerzhaften Einschränkungen der Bewegungsorgane (d.h. der Muskulatur, der Gelenke und des Skeletts) sowie bei Erkrankungen der inneren Organe, wenn das Krankheitsgeschehen mit Rhythmus-, Maß- oder Ordnungsstörungen einhergeht, was bei entzündlichen, degenerativen wie auch wuchernden (carzinomatösen) Krankheitsprozessen der Fall sein kann, wie z.B. bei den chronisch-entzündlichen Darmerkrankungen (als Alternative oder zur Ergänzung der Maltherapie bzw. des plastisch-therapeutischen Gestaltens), bei degenerativen Leberkrankheiten und bei Krebserkrankungen, besonders von Drüsenorganen und Organen des rhythmischen Systems.

In der *therapeutischen Sprachgestaltung,* die von Sprachübungen bis zum Sprechen von Dichtungen (Rezitation, Deklamation) und auch therapeutischem Theaterspielen reicht, kann die intentionale Gestaltungskraft, die sich im Sprechen (Lautbildung, Artikulation, Verständlichkeit, Schnelligkeit, Intensität, Empfindung und Inhalt), in Mimik, Gestik, Körperhaltung und unterstützender Bewegung ausdrückt, als eine von innen nach außen sich verkörpernde Kraft erlebt und aktiviert werden. Diese Form der Kunsttherapie greift im Innersten des Menschen an, fordert seine Gestaltungskraft zu Aktivität und zur Bildung heraus. Sie kann bei sehr geschwächten Patienten eine Überforderung sein, weshalb sie vorsichtig zu verordnen und anzuwenden ist, denn ihre Wirksamkeit ist stark. Und mehr als bei anderen Künsten spielen in der Sprache persönliche Ängste, Hemmungen, Gewohnheiten und Vorurteile der Patienten eine nicht unwesentliche Rolle, die vom Therapeuten eine besondere Sensibilität und Aufmerksamkeit erfordern.

Indikationen für die therapeutische Sprachgestaltung (einschließlich des therapeutischen Theaterspielens) sind: funktionelle und cerebral bedingte Sprechstörungen (Stottern; Aphasien u.a.); Erkrankungen der Sprachorgane, funktionelle Herzrhythmusstörungen, chronische Entzündungen der oberen Atemwege und der Stirn- und Nasen-Neben-Höhlen, Schilddrüsenerkrankungen und insbesondere Störungen oder Einschränkungen der inneren Formkraft, des Selbsterlebens und des Selbstverwirklichens, des Selbstwertgefühls, des Selbstbewußtseins und der Selbstgestaltung. Zu diesen genannten Symptomen kann es im Zusammenhang mit schweren körperlichen Erkrankungen kommen, wie z.B. bei Krebserkrankungen, AIDS, bei chronischen Entzündungen oder degenerativen Erkrankungen, z.B. des Zentralnervensystems. Ganz besonders aber sehen wir solche Phänomene bei Ängsten, Phobien, Zwängen, Depressionen und in biographischen Krisen.

Die *Heileurythmie* ist mit den oben beschriebenen therapeutischen Elementen der Bewegung, des Rhythmus und der Gestalt, durch den kranken Menschen am eigenen Leib angewandt, eine ganz aus der Anthroposophie heraus entwickelte künstlerische Bewegungstherapie (Bewegungskunsttherapie).

Ihr *Indikationsspektrum* bezieht sich auf Entwicklungsstörungen im Kindesalter, auf funktionelle Erkrankungen, psychosomatische und psychiatrische Krankheitsbilder wie auf organische Krankheiten entzündlicher und sklerotischer Natur aller Organe. Ein weiteres wichtiges Anwendungsgebiet sind die Krebserkrankungen und Erkrankungen des Bewegungsorganismus.

Zusammenfassung

Es wurde versucht aufzuzeigen, daß die Künste Vermittler sind zwischen Kosmos und Mensch, zwischen einer schöpferischen, göttlich-geistigen Welt und den Vorgängen in Leib und Seele. Durch die Künste kann der Mensch wieder Anschluß gewinnen an die kosmischen Weltgestaltungskräfte, die in Natur und Mensch wirksam sind: in Gestalten und Prozessen, in Farben und Bewegungen, in Proportionen und Rhythmen, in innerer Gestaltungskraft und in bewußter Empfindungsfähigkeit.

Wir haben aus der Geschichte erfahren, daß nur die »göttliche Vernunft« uns diese Zusammenhänge erkennbar machen kann, während die Menschen früherer Zeiten, ohne diese göttliche Vernunft, die entsprechenden Fertigkeiten nur unbewußt nachahmen konnten.

Durch die anthropologischen Erkenntnisse der Anthroposophie können wir aufgrund der Einsicht in die Zusammenhänge zwischen Mensch und Kosmos die Künste wieder neu als therapeutische Mittel in die moderne Medizin einführen. Mit Hilfe der Kunsttherapien kann es gelingen, dem kranken Menschen wieder einen – neuen – Zugang zu den Weltgestaltungskräften und damit auch zu seinen eigenen individuellen Zukunftskräften zu ermöglichen.

Bei der Therapie mit Substanzen der gewordenen Naturwelt können die Kräfte der Vergangenheit helfend, wiederherstellend und heilend wirken.

Bei den Kunsttherapien dagegen sind es in den Vorgängen, Prozessen und Tätigkeiten der kunsttherapeutischen Übungen die Kräfte des Werdens, des Schaffens, des Bewegens und Gestaltens. Ihnen gegenüber muß sich der Mensch aus eigenem freiem Entschluß öffnen und selbst tätig werden, um seine Zukunft ergreifen und gestalten zu können. Wenn er dies im Medium einer Kunsttherapie unternimmt, kann er etwas zu seiner eigenen Gesundung, zu seinem eigenen Weg mit oder aus der Krankheit heraus beitragen. Er wird eine Bereicherung und Erweiterung seines seelisch-geistigen Erfahrungshorizonts und seines Selbst- und Welterlebens verspüren. Mit der Akzeptanz und Integration von Krise und Krankheit in die eigene Biographie wird durch eine Kunsttherapie die Fähigkeit des Menschen zu leiden wie auch seine Möglichkeit zur Freude wachsen. Das kreative, spielerische und vertrauensvolle Selbstgestaltungsvermögen kann durch Kunsttherapie angeregt und entwickelt werden.

Kunsttherapie in diesem Sinne heißt, dem modernen Menschen unserer Zeit wieder die Möglichkeit zu geben, durch eigene Tätigkeit den Anschluß an die geistige Welt nicht denkend, wohl aber bewußt handelnd und erlebend zu gewinnen und auf diese Weise die Ganzheit von Geist, Seele und Leib übend und erlebend zu erreichen. Darin liegen die therapeutischen Aufgaben und Möglichkeiten der Zukunft.

Kunsttherapie ist eine Therapie der Zukunft.

Anthropologie und Wirkungsweise
der Kunsttherapien

Künstlerisches Schaffen als Ausdruck des
inneren Menschen

Immer wenn August Strindberg, der schwedische Dichter, sich in einer besonderen gefühlsmäßigen Situation befand, immer wenn er aufgewühlt war,
sei es durch ein beglückendes Erlebnis oder – was bei ihm häufiger war – in
einer dramatischen Krisen- oder Krankheitssituation, immer wenn er in der
Lage war, aus einem inneren Bedürfnis heraus seine besonders starken Gefühle ausdrücken zu wollen, dann griff er zu einem Messer. Man muß sich
deshalb keine Sorgen machen, er hat niemandem etwas zuleide getan; aber
er griff zu Messer und dicker Ölfarbe und malte. Er besaß sein Lebtag keine
Pinsel, obwohl er ein leidenschaftlicher Maler war und sogar ein recht be-
gabter. Er malte aus seinen Stimmungen und Gefühlen; er malte, um seinem
inneren Erleben Ausdruck zu geben, und tat dies eben mit Messer und
Ölfarbe. Es gibt ein sehr eindrückliches Bild von ihm aus dem Jahr 1892,
das stellt eine bewegte See, offensichtlich ein Meer bei Sturm, hohen Wellen
und vom Wind zerzausten Wolken dar. Es ist offensichtlich eine Sturmstim-
mung auf hoher See, und inmitten dieses Sturmes sieht man eine aufrechte,
rot-weiß leuchtende Markierungsboje. Eine Markierungsboje im Sturm. So
heißt das Bild auch. Offensichtlich ist es eine Markierung für den Künstler
selbst in seinem seelischen Sturm, in einem Sturm seines Lebens.
   Immer, wenn sich Strindberg in einer solchen Situation befand, griff er zu
einer anderen Kunst als der, in der er zu Hause war. Er begann dann nicht zu
schreiben, sondern eben zu malen, um mit dieser anderen, ihm ungeübten
Kunst seinen Gefühlen vielleicht einen unmittelbareren und authentischeren
Ausdruck geben zu können und für sich selbst, wie dieses Bild und auch
andere deutlich zeigen, eine neue Orientierung zu finden.
   Kunst ist Orientierungshilfe – Kunst gibt Orientierung.
   Diesen Schritt von einer gewohnten Kunst zu einer anderen, ungewohnten
Kunst, haben auch andere Künstler getan; so z.B. der Komponist Arnold
Schönberg, der ebenfalls malte, wenn es ihm schlecht ging, um sich selbst
damit zu helfen. Manche wechselten auch in ihrer gewohnten Kunst zu einer

neuen künstlerischen Technik oder wandten sich einem neuen Thema oder einer neuen Gattung zu. Sie erlebten, daß künstlerisches Tun, vor allem wenn es aus dem Gewohnten, aus den alltäglichen Verrichtungen des Lebens herausführt, neue Orientierung und neue Wege weisen kann, wie es besonders in Krankheit und biographischen Krisensituationen erforderlich sein kann.

Kunst kann aber nicht nur für den tätigen Künstler, sondern auch für den Ungeübten, sich künstlerisch Versuchenden wie auch für den Wahrnehmenden, den Kunstgenießer, den Betrachtenden oder Hörenden zu einer Orientierungshilfe werden in der jeweiligen Situation. Kunst kann etwas vermitteln, etwas geben, kann anregen zu einer Veränderung, zu einer inneren oder äußeren Bewegung, kann in eine neue Richtung weisen. Kunst war von jeher ein Orientierungsmittel für die Menschen in ihrer Beziehung zur geistigen Welt. Kunst konnte und kann immer über den Alltag hinaus auf das Kommende, auf das Neue, auf das Gefahrvolle wie auf das Wesentliche hinweisen. Dies ist in der Kunstgeschichte durch die Jahrtausende zu beobachten; und in vielen Kunstausstellungen kann es nacherlebt werden.

Wenn das so ist, dann sollten wir uns einen Moment die Frage stellen: Woher hat die Kunst diese Qualität? Was ist an der Kunst, daß sie Markierungsboje im Sturm, daß sie Orientierungshilfe auf dem Lebensweg sein kann, daß sie auf die Richtung hindeutet, die zu einer neuen Beziehung zwischen Mensch und geistiger Welt führen kann? Woher nimmt es die Kunst, richtungsweisend sein zu können? Welch ein Wesenszug von Kunst ist es, der sie zum Wegweiser macht?

Es ist ihre Beziehung zur Zeit. Jede Kunst, jeder Künstler und jedes Kunstwerk hat eine besondere Beziehung zur Zeit – zur Zeit ihrer Gegenwart und zu der Zeit, die ihnen entgegenkommt, der Zukunft. Denn Kunst entsteht nicht aus der Vergangenheit; Künstler gestalten nicht aus der Vergangenheit oder mit den Kräften des Vergangenen. Auch wenn ein Künstler einmal in seinem Werk Vergangenheitsbewältigung betreibt, Vergangenes aufarbeiten will, so kommt doch immer im künstlerischen Gestaltungsprozeß etwas tiefgreifend anderes und Neues hinzu: Unbekanntes, Neues, Werdendes, Zukünftiges.

»Der moderne Künstler ist weit weniger Schöpfer als Entdecker von Ungesehenem, ja Erfinder von noch nie Dagewesenem, das wie durch ihn hindurch einrückt in die Wirklichkeit des Seins.«[19]

»Es ist die Illusion der Moderne (und selbst die Postmoderne konnte nichts daran ändern), daß der Künstler ein Schöpfer ist. Eher ist er ein

Empfänger. Was wie eine Schöpfung wirkt, ist ein Prozeß, in dem das von ihm Empfangene eine Form findet.«[20]

Aus diesem Spannungsverhältnis von Empfangenem, Erfahrenem, Erlebtem und Erlittenem einerseits und dem untrüglichen Drang des kreativen Menschen nach dem Werdenden, nach neuen Möglichkeiten der Gestaltung oder Bewegung, ereignet sich etwas Zukünftiges: Es kann ein Kunstwerk entstehen. Im künstlerischen Schaffensprozeß werden gewissermaßen die Gesetze der Schwerkraft, der Trägheit und der Kausalität widerlegt und überwunden, indem der schöpferische Mensch die Beweggründe und Formen seines Tuns und Gestaltens nicht aus der Vergangenheit übernimmt, nicht nur Altbekanntes oder Bewährtes fortsetzt oder weiterführt, sondern indem er mit seiner ihm eigenen Sensibilität und einem spezifisch künstlerischen Ahnungsorgan der Zukunft entgegengeht. Aus diesem schöpferischen, und damit auch immer gefahrvollen Sprung in eine ungewisse Zukunft kann das Unvorhergesehene, das Kunstwerk entstehen.

Kunst ist Bewältigung und Überwindung der Vergangenheit, Kunst ist das Auffinden und Gestalten der Zukunft in der Gegenwart.

Vor einer ähnlich schwierigen Aufgabe, wie sie hier für den schöpferischen Menschen beschrieben wurde, steht auch der kranke Mensch. Das wird hier wieder ganz deutlich. Auch er will und kann ja nicht im Sinne der Trägheit sein Leben und seine gegenwärtige Situation, eben seine Krankheit, aus der Vergangenheit über die Gegenwart in die Zukunft einfach so fortleben. Auch er will ja – oder sollte – seine ihn krankmachende Vergangenheit bewältigen und überwinden im Sinne einer für ihn neu zu erringenden Gesundheit. Im Sinne einer Zukunft, die er sich jetzt, im Moment der Krise oder der Erkrankung vielleicht von den beengenden Sachzwängen des Lebens ein wenig befreit, seinem Wesen entsprechend zu gestalten vornehmen kann. Auch von dem kranken Menschen, der um seine Gesundheit ringt und sich dabei engagiert, wird ein schöpferischer Prozeß erwartet. Auch er spürt: er muß sich anstrengen, vielleicht kämpfen, damit ihm das nicht wieder entgeht, was in der Krankheit an Zukünftigem auf ihn zukommt, und er sich dem vielmehr entgegenbewegen kann; damit er sich mit seinen eigenen Zukunftskräften treffen kann zur Neugestaltung eines biographischen Entscheidungspunktes. Auch dies bedeutet für ihn, die Trägheit und die Kräfte der Vergangenheit zu überwinden und Zukünftiges zu gestalten, Zukunft zu leben. Der Kranke und der Künstler sind durch ihre jeweils spezifische Lebenssituation dazu aufgerufen, zur Veränderung beizutragen; Bewegung und Entwicklung durch sich selbst, durch das eigene Tun, Leben oder Leiden in die Welt zu bringen.

Jedem Kranken, der sich auf diese Bewegung in die Zukunft einläßt, der nicht gegen seine Krankheit kämpft, sondern für sein Weiterkommen, für sein neues Ziel, das er sich jetzt vorgenommen hat, jedem Kranken, der sich dafür engagiert, wird es besser gehen; denn er wird seine Krankheit integrieren und bewältigen, indem er sie überwinden oder besser mit ihr umgehen und mit ihr leben kann. Es ist eine anspruchsvolle Herausforderung an ihn. Er darf sich nicht in die Passivität zurückziehen und sich nicht wie ein Apparat allein im modernen High-tech-Medizinbetrieb reparieren lassen. Er kann dabei auf Hilfe rechnen, auf eine Hilfe, die eben diese Aktivität und Kreativität im eigenen Gesundungsprozeß fördert: die Kunsttherapien.

Kunsttherapien sind Therapien mit künstlerischen Mitteln, mit künstlerischen Prozessen, mit künstlerischen Techniken.

Was geschieht bei einem künstlerischen Prozeß, beim künstlerischen Schaffen?

Um auf die Frage nach dem Geheimnis des künstlerischen Schaffensprozesses eine Antwort zu finden, soll noch einmal von einer anderen Seite ein Ansatz gesucht werden. Dabei will ich mich der Methode der Archäologie bedienen und will versuchen, aus den Funden künstlerischer Schöpfungen Rückschlüsse zu ziehen über deren Entstehen und über das, was der Künstler, der schöpferische Mensch dabei getan hat und »wie er es geschafft hat«. Ich kann diese Methode auch noch etwas profaner als Methode der Kriminologie umschreiben, mit dem Versuch der Spurensicherung – um dem verborgenen und geheimen Entstehungsprozeß künstlerischen Schaffens auf die Spur zu kommen.[21]

Vom Geheimnis künstlerischen Schaffens

Beginnen wir mit unserer Untersuchung von vorne: Was tut ein Künstler, wenn er ein Kunstwerk schaffen will?

Je nachdem in welcher Kunst, mit welchem künstlerischen Medium er arbeitet, muß er mit ganz verschiedenen Elementen umgehen. Ein Musiker zum Beispiel, ein Komponist, muß die musikalischen Gesetze beherrschen. Aus der überschaubar kleinen Skala der Töne läßt er durch Kombinationen, Zusammenfügung und Aneinanderreihung, durch unterschiedliche Geschwindigkeiten und Rhythmen, durch differenzierte Betonungen und Abschwächungen schließlich ein Tongebilde entstehen, eine hörbare Zeitge-

70

stalt, in der wir zum Beispiel eine Melodie erkennen, die uns belebt und unsere Seele anspricht.

Wenden wir uns einem Maler zu, so beobachten wir, wie er aus den sechs Farben des Spektrums, aus dem Verhältnis von Licht und Schatten, von Linie und Fläche, von Form und Auflösung und von Bewegung und Ruhe eine Komposition, eine Gestaltung herausgreift und damit ein Bild schafft, das die Seele eines Betrachters anregen und in Bewunderung versetzen kann.

Schauen wir noch in die Werkstatt eines Dichters, so ahnen wir, wie er unsichtbar aus den Lauten unserer Sprache Worte, Sätze, Beschreibungen, Geschichten, ja, Leben von Menschen in Dramen oder Romanen entstehen läßt, wie er in Novellen Erlebnisse schildert oder Erfahrungen und Gefühle in Gedichten verdichtet, die unvergänglich Menschen zu allen Zeiten ansprechen, die wir verstehen und bewundern können.

An diesen wenigen Beispielen können wir sehen, wie der Künstler in seinem künstlerischen Prozeß etwas hervorbringt, das in seiner einmaligen Gestaltung, sei es in Stein, auf Leinwand oder auf Papier, eine durchaus vergängliche Form und Verkörperung gefunden hat. Doch denken wir beispielsweise an die Epen von Homer, die über eine lange Zeit nicht einmal aufgeschrieben worden waren und nur im gesprochenen Wort, im Gesang, in der Erzählung weiterlebten, so bemerken wir erstaunt, daß die künstlerische Gestaltung, das Kunstwerk, dauerhaft und unvergänglich die Zeit und die Ereignisse der Geschichte überdauert hat.

Ja, es scheint, je immaterieller das Kunstwerk ist, um so unzerstörbarer ist es auch. Das luftig-leichte, unphysische Gebilde einer Melodie oder eines Gedichtes ist offensichtlich dauerhafter und beständiger als Gebilde aus Stein, Stahl oder Beton.

Das Haus der Dichterin Sappho auf der Insel Lesbos steht schon lange nicht mehr, und wir wissen auch nicht genau, von welchem Felsen aus sie sich ins Meer gestürzt hat – aber ihre Gedichte können wir heute noch lesen und bewundern:

Das Schönste

»Die einen sagen: eine Truppe von Reitern,
andere wieder: Fußvolk oder eine Flotte von Schiffen
sei auf der dunklen Erde das Schönste – ich aber sage:
das, was ein jeder lieb hat.«

»Zwar der Schöne, solang man ihn sieht, ist als Schöner da;
doch der Gute, auch unversehn wird er ein Schöner sein.«[22]

Als erstes Zwischenergebnis drängt sich jetzt schon eine Einsicht auf: der Künstler schafft und gestaltet in einer Materie, die so flüchtig sein kann wie die Luft, so zart wie Papier oder Leinwand, so fest wie Holz oder Stein oder Metall, die aber auch so lebendig und vergänglich sein kann wie der menschliche Leib – aus all diesen verschiedenen und vergänglichen Stoffen gestaltet er ein Werk, das durch den Ausdruck seines Erlebens, seines Leidens und seines Wollens in seiner Wirkung unvergänglich werden kann.

Offensichtlich prägt der Künstler durch seinen schöpferischen Gestaltungsprozeß der von ihm bearbeiteten Materie, seinem Medium, etwas ein, wodurch sein Werk aus der Vergänglichkeit herausgehoben wird und durch seine künstlerische Wirkung der Zukunft dient.

Im unvoreingenommenen künstlerischen Erleben, im Nacherleben eines Kunstwerks, können wir das Gefühl bekommen, als ob die Zeit des Kunstwerks in der Zukunft liege – als ob die Kunstwerke aus der Zukunft in unsere Gegenwart hineinwirken. Wir können erleben, daß Kunstwerke immer etwas Zukünftiges haben. Und den Menschen auf das Zukünftige hinweisen.

Was ist es aber, was der Künstler in seinem Gestaltungsprozeß dem Stoff einprägt mit seinem inneren Leben – oder wohin er ihn hinaufhebt durch seine Arbeit an ihm?

Friedrich Schiller nennt es »das wahre Kunstgeheimnis des Meisters, daß er den Stoff durch die Form vertilgt«.[23]

In den Formgesetzen eines jeglichen unbelebten Gegenstandes oder eines jeden belebten Wesens offenbart sich eine geistige Gesetzmäßigkeit, die darin wirksam ist. Es ist etwas Geistiges, das als Formgesetz, als Gestaltprinzip, den Stoff, die Materie und auch den Leib prägt.

Künstlerisches Schaffen hat immer mit Bewegung und Gestaltung zu tun – mit Formgebung oder Wandlung. Bei einem künstlerischen Gestaltungsprozeß – und im übertragenen Sinne auch bei einem Gesundungsprozeß – geht es um Formgebung: um die neue, künstlerische Form eines (bekannten) Gegenstandes bei der Schaffung eines Kunstwerks; um die neue, gesunde Form des bekannten Lebens im Falle des Gesundungsprozesses.

Wie kommt ein Mensch, ein Künstler zu seinem Gestaltungsprozeß, wo nimmt er die Formimpulse und die Formkräfte her? In der Medizin kennen wir den Begriff der »Spontanheilung«. Damit ist der bemerkenswerte Vorgang gemeint, wenn ein Mensch von einer schweren, vielleicht sogar von einer an sich unheilbaren Krankheit plötzlich, ohne Behandlung, genesen ist. Solche Ereignisse gibt es glücklicherweise in der Medizin immer wieder – wenn auch nicht sehr oft.

Es scheint mir, als ob es auch in der Kunstgeschichte immer wieder solche Ereignisse von »Spontankunstwerken« gibt. Denken wir zum Beispiel an Mozart und untersuchen, wie er seine Kompositionen geschaffen hat. Wir studieren in einer Handschriftensammlung seine Notenblätter, um aus den Vorstufen, den Skizzen, den Streichungen und Verbesserungen die Entstehung einer seiner Kompositionen nachvollziehen zu können. Doch siehe da, zu unserer großen Überraschung finden wir keine Skizzen. Es gibt von ihm nur fertige, in einem einzigen Zuge hingeworfene Manuskripte in einer leichten, fast fliegenden Schrift, wie von einem musikalischen Hauch auf das Blatt geweht. Keinerlei Arbeit, keinerlei Anstrengung, kein Ringen mit dem Stoff hat irgendwelche Spuren hinterlassen; wir haben das Bild einer genialisch hingeworfenen, vollkommenen Entstehung eines Kunstwerkes vor uns. Ähnliches läßt sich auch bei anderen Künstlern beobachten. Auch von manchen Malern, wie Frans Hals oder van Gogh, gibt es kaum Entwürfe oder Skizzen. Für solche Künstler scheint das künstlerische Schaffen ein Strömen aus der Fülle der ihnen zur Verfügung stehenden Gestaltungselemente gewesen zu sein; scheinbar mühelos, wie mit einer traumwandlerischen Sicherheit. Unter Umständen steht diese sichere künstlerische Schaffenskraft in einem starken Kontrast zu den Qualen, Leiden und inneren Kämpfen, wie sie zum Beispiel van Gogh in seinem Leben durchgemacht hat. Genialisches, scheinbar müheloses künstlerisches Schaffen heißt nicht ein leichtes Leben oder gute Gesundheit.

Aber es gibt auch ganz andere Künstler. Schauen wir in dem gleichen Handschriftenarchiv die Noten- und Skizzenblätter von Beethoven an, so ist der erste Eindruck sofort ein ganz anderer: wir sehen ein Skizzenbuch vor uns mit hastig hingeschriebenen Noten, ein paar Takte, dann bricht es ab; daneben andere Skizzen und wieder einige Takte, die mit dem vorigen nicht zusammenhängen. Überall finden wir Unfertiges, Unzusammenhängendes hingeworfen, ungeordnet, wie ein Geröll von Felsblöcken, die ein Titan geschleudert hat.

Tatsächlich wissen wir auch aus Überlieferungen, wie Beethoven komponierte: er rannte über Wiesen und Felder, ohne jemanden zu sehen oder zu grüßen, laut summend oder singend und mit den Händen wild taktierend oder in der Luft ein unsichtbares Orchester dirigierend. Ab und zu riß er aus seinen Rockschößen ein solches Skizzenbuch heraus und notierte hastig und wild einige Takte. Zu Hause an seinem Schreibtisch nahm er dann das eine oder andere Thema wieder auf, verbesserte und vervollständigte, verwarf später wieder und korrigierte aufs neue. Ähnlich ringende Arbeitsweisen, die ein Kämpfen des Künstlers mit dem Stoff verraten, kennen wir natürlich auch von anderen Künstlern, von Malern wie Munch oder sogar Picasso, dem man vielleicht eher eine leichte Schaffensweise zugetraut hätte. Immerhin sind von Picasso 175 Skizzenhefte, seine »Cahiers« bekannt, in denen sich Zeichnungen, Skizzen und Vorstufen zu unzähligen, oft auch scheinbar spielerisch hingeworfenen Bildern finden. Bezeichnend ist dazu Picassos Ausspruch: »Je suis le cahier.«

Vergleichbares kennen wir auch von Dichtern, wobei man vor allem an die modernen Dichter denken kann, für die das Entstehen eines Gedichtes oft eine sehr diffizile Arbeit höchster Konzentration und Anstrengung darstellt. Ich erinnere mich bei Stefan Zweig gelesen zu haben, wie er manches Mal nächtelang durch die Straßen einer Stadt irrte, auf der Suche nach einem bestimmten Wort, das ihm für eine Erzählung, für eine bestimmte Beschreibung fehlte.

Der schönste Gegensatz zeigt sich wohl in Lopez de Vega, der in drei Tagen ein Drama schrieb, und dem gegenüber Goethe, der mit 18 Jahren seinen Faust begann und ihn mit 82 Jahren abgeschlossen hat.

Das Geheimnis künstlerischen Schaffens scheint sich aufgrund hinterlassener Spuren und Zeugnisse nur schwer und widerstrebend offenbaren zu wollen.

An meine andere Stimme

Ich wollte,
mein Gedicht könnte
singen.
Denn ich höre
eine Stimme,
immer wieder
eine Stimme
hinter den Wörtern,
nach denen ich
suche,
die nach mir

74

suchen,
Wörter, die
nichts mehr wiegen,
leicht sind,
leichter geworden sind
von der Suche
nach einer Stimme,
ihrer Stimme, die
das Schweigen
bricht,
endlich bricht.

Peter Härtling

Zwei unterschiedlichen Schaffensprozessen sind wir dennoch begegnet: dem einen, am Beispiel von Mozart oder Lopez de Vega, bei denen wir ein müheloses und traumwandlerisch sicheres Entstehen der Kunstwerke durch die Hand eines Meisters wahrnehmen konnten; bei anderen Künstlern – Beethoven, Munch, Picasso oder Goethe oder vielen modernen Dichtern – hingegen läßt sich anhand der Vorstufen, Skizzen und Notizen etwas von dem Entstehungsprozeß eines Kunstwerkes nachvollziehen, etwas von dem Weg des Künstlers erahnen und sein Kampf und sein Ringen mit der Form nacherleben. Ein aufschlußreiches Beispiel aus der neueren Kunstgeschichte ist die Schilderung von James Lord über die Entstehung eines Porträts von Alberto Giacometti.[24]

Das entscheidende Element bei den verschiedenen Prozessen künstlerischer Gestaltung, ob leicht hingehaucht oder hart abgerungen, ist die Beziehung des Künstlers, des schöpferischen Menschen, zu Geist und Stoff; zu Form und Materie.

Stefan Zweig nannte das »Geheimnis des künstlerischen Schaffens« einen »Akt der Übertragung aus der geistigen Welt in die sinnliche Welt«. Dies ist ganz im Sinne der alten Ästhetik des deutschen Idealismus, wie Hegel es formuliert hat, der die schönen Künste als »sinnliche Verkörperung der Idee« bezeichnete.

Moderne Ästhetik und Kunsttherapie

Für die therapeutische Arbeit mit künstlerischen Mitteln, für die Kunsttherapie, kann es heute darum nicht mehr gehen. Es gilt, eine neue Ästhetik, die
Rudolf Steiner »die Ästhetik der Zukunft« nennt,[25] anzuwenden.

Hier steht nicht mehr die sinnliche Verkörperung, die bildhafte künstlerische Repräsentation einer Idee im Vordergrund, sondern im Gegensatz dazu
die Verkörperung oder Darstellung des Gewöhnlichen, Sinnlichen, Gegen-
ständlichen, Pathologischen unserer Welt in einer neu zu findenden Form, in
der sich etwas Wesenhaftes – und das ist etwas geistig Wesenhaftes des
sinnlichen Gegenstandes – ausdrückt oder verkörpert.

Das bedeutet in der Kunst die Auflösung der alten Form durch Bewegung
und Verwandlung zu neuen Formen hin. Das ist die Situation der Kunst
heute. Das ist aber auch Bewältigen der Vergangenheit und Gestalten der
Zukunft.[26]

Auf den anthropologischen und therapeutischen Bereich bezogen, bedeutet diese moderne ästhetische Anschauung und Arbeit auch Bewältigen des
aus der Vergangenheit entstandenen Krankheitsgeschehens und Neugestaltung des Kommenden als eine eigene Form von persönlicher Gesundheit:
das Leben, der Leib, der Alltag mit seinen Ärgernissen und Nöten werden
umgestaltet zu einer neuen Verkörperung, die etwas mehr von dem eigenen
Wesen besitzt als vorher. Wenn ich nach einer durchgemachten Erkrankung
mich selbst mehr leben und verkörpern kann als vorher, dann habe ich aus
der Erkrankung und ihrer Überwindung oder ihrer Integration Wesentliches
dazugewonnen. Dieses Wesentliche in die eigene Entwicklung und Gestaltung von Leib und Leben einzubringen, kann Ziel und Ergebnis einer kunsttherapeutischen Behandlung sein; einer Kunsttherapie im Sinne therapeutisch angewandter moderner Ästhetik.

Kandinsky fragte sich in seinem Lebensrückblick, was denn die moderne
Malerei gewinne, wenn sie auf das Gegenständliche verzichte. Und er gibt
darauf die Antwort: die Möglichkeit zur Wahrnehmung der rein malerischen
Form – mithin eine innere Entwicklung; beim Künstler wie beim Betrachtenden.[27]

Dieser Gewinn einer inneren Entwicklung gilt vielleicht in besonderem
Maße für die Kunsttherapie, und zwar in allen Kunstgattungen, wenn sie sich
bemüht, ohne das besondere Ziel eines Kunstwerks mit den reinen künstlerischen Elementen spielend, phantasievoll, gestaltend, übend umzugehen.

Die dem künstlerischen Schaffensprozeß innewohnende kreative Kraft

76

fließt dann nicht in die Produktion eines Kunstwerks, sondern steht vielmehr dem übenden Menschen zur Verfügung als eine Ressource, eine Quelle für seine innere Entwicklung.

Menschenkunde zwischen Kunst und Krankheit

Damit schließt sich ein erster therapeutischer Zusammenhang zwischen Kunst und Krankheit: Krankheit – mit der ihr innewohnenden Beziehung zur Zukunft, wodurch sie sich mit der Kunst als wesensverwandt erweist, die ihrerseits in modifizierter Weise als Kunsttherapie in Berührung mit dem kranken Menschen gebracht, bei ihm aus dem Krankheitsprozeß heraus eine individuelle innere Entwicklung auf die eigene Zukunft hin anregen kann. Damit ist das Verhältnis von Kunst und Krankheit noch nicht erschöpft. Es gibt noch weitere anthropologische Beziehungen zwischen Krankheit und Kunst. Schauen wir auf den Menschen, auf uns selbst, so fällt uns als erstes auf, daß wir eine bestimmte Körpergestalt haben. Unser physischer Leib ist so individuell geformt und gestaltet, daß wir uns gegenseitig an unserer Körpergestalt erkennen. Sowohl an der Gesamtgestalt wie auch an Teilen der Gestalt, zum Beispiel am Antlitz, aber auch an den Händen können wir einen Menschen erkennen. Die Gestalt des Körpers, des Kopfes, des Antlitzes, der Hände, ja, die kleinste Gestalt der Fingerkuppen, die man zum Fingerabdruck benutzt, ist eine individuelle menschliche Gestalt. Es drückt sich jeweils die Persönlichkeit darin aus. Der Leib bildet sich im Laufe unseres Lebens. Er verwandelt sich in Größe und Gestalt, von der Geburt bis zum Tod, und behält doch immer für eine gewisse Zeit des Lebens, eines Abschnittes, ein typisches Aussehen bei, so daß wir auch trotz des Wandels frühere Gestalterscheinungen eines Kindes, eines Jugendlichen, Erwachsenen oder älteren Menschen immer wieder am Wesensausdruck der Persönlichkeit erkennen können.

Es gibt Bildekräfte in unserem Organismus, die eben dieser individuellen Gestaltbildung dienen, die für die Gestaltbildung und Gestalterhaltung unseres Körpers sorgen; die Gestaltwandel in den entwicklungsfähigen individuellen Grenzen zulassen. Dieselben Kräfte dienen aber auch dem Leben und den Funktionen unseres Organismus und unserer Organe. Herz und Nieren, Leber und Darm und alle anderen Organe haben ihre jeweils typische Gestalt. Manche Organgestalt ist so typisch, daß sie ganz unverwechselbar ist, wie zum Beispiel die der Nieren.

Bei anderen Organen, wie zum Beispiel der Lunge, ist es etwas anders, weil sie in sich selbst beweglich sind; aber immer, wenn auch in leicht variablen Grenzen, haben die Organe eine Gestalt, die sie ihr Leben lang nicht verändern. Wenn wir mit den modernen bildgebenden Methoden der apparativen Medizin Diagnostik betreiben, dann sehen wir im Röntgenbild, in der Sonographie, im Computertomogramm oder in der Kernspintomographie die Gestalt eines Organes. An ihrer Veränderung können wir das Vorliegen einer Krankheit erkennen und sie diagnostizieren. Wir sprechen dann von einer morphologischen Veränderung, also einer Veränderung der Gestalt eines Organs, aufgrund eines organischen Krankheitsprozesses. Es handelt sich dann in einem solchen Fall nicht mehr um eine nur funktionelle Erkrankung, die die Organgestalt unberührt läßt. Das Betrachten, Studieren und Vergleichen der Organgestalten gibt uns in der Medizin die Möglichkeit, Krankheiten zu erkennen und zu beschreiben.

Diese Gestaltbildungsprozesse, die an und in unserem Leib am Werk sind und innerhalb eines gesunden Geschehens Gestalt und Funktion erhalten, können in einem Krankheitsprozeß in ihrer Tätigkeit nachlassen oder überwältigt werden oder in einseitigem Sinne überhandnehmen, so daß eine Gestaltveränderung eintritt.

Darüber hinaus kennen wir noch die Qualitäten und Eigenschaften der Farben. Denn wir haben Farben an uns, die wir äußerlich sehen können, und wir haben Farben an und in unseren inneren Organen. Wir haben alle eine Hautfarbe, eine Haarfarbe, eine Augenfarbe. Während man die Haarfarbe beliebig verändern kann, ist es mit der Hautfarbe nicht so einfach. An der Hautfarbe, an dem Inkarnat eines Menschen, können wir schon etwas von seiner Herkunft erkennen, wir können einen Teil seines gegenwärtigen gesundheitlichen Zustandes erkennen, wir können uns Rückschlüsse auf sein Alter erlauben und unter Umständen auf seine aktuelle psychische Verfassung. Auch an der Farbe der Augen können wir manches ablesen.

Für den Mediziner ist dann auch die Farbe der inneren Organe, z.B. der Lunge oder der Leber, aufschlußreich, insofern wir Rückschlüsse ziehen können über manche Lebensgewohnheiten und Krankheiten des Menschen. Wer schon einmal eine Leber gesehen hat, weiß ungefähr, daß sie einen rotbräunlichen Farbton hat. Der Pathologie-Professor während meines Medizinstudiums in Heidelberg brachte uns Studenten damals bei, dreiundzwanzig verschiedene Farbtöne bei den sezierten Lebern zu differenzieren. Dreiundzwanzig verschiedene Rot-, Braun-, Grün-, Gelbtöne, um beschreiben zu können, um welche Art, Qualität und Dauer eines Krankheitsprozesses es sich dabei gehandelt haben kann.

Aus farblichen Veränderungen der Oberfläche oder verschiedener Innenflächen des Menschen können also differenzierte Erkenntnisse über Krankheitsprozesse gewonnen werden. Dabei erscheint die Farbe immer in einem flächenhaften Prozeß, ob außen oder innen, der sich in fließender Veränderung vollzieht. Farbänderungen der Haut oder der Schleimhäute können sich sehr schnell in einem fließenden Bewegungsprozeß ereignen, viel schneller als Gestaltveränderungen, die im Unterschied zu den flächigen, oberflächlichen Farbentstehungen den dreidimensionalen Raum betreffen.

Verzichten wir in unserer Untersuchung anthropologischer Prozesse auf Raum und Fläche, so begegnen wir einer neuen Qualität zeitlicher Vorgänge, die in einem wohlgeordneten Geschehen nacheinander, nebeneinander und miteinander verlaufen. Denken wir zum Beispiel an Atmung und Herzschlag, die als verschiedene organische Funktionen nebeneinander, miteinander und gleichzeitig ablaufen, wobei sie in einem gesunden rhythmischen Zahlenverhältnis zueinander stehen und sich wechselseitig beeinflussen können. In Ruhe ist das normale gesunde Zahlenverhältnis von Atmung und Herzschlag 1:4. Dieser sogenannte Puls-Atem-Quotient reagiert einerseits sehr sensibel auf physische und psychische Veränderungen und Belastungen. Außerdem verändert er sich auch im Laufe der verschiedenen Lebensalter. In diesem Sinne gibt es viele zeitliche und rhythmische Prozesse und Abläufe in unserem Organismus. Jedes Organ, jede Drüse, jedes muskuläre Organ hat seinen eigenen Rhythmus und vollzieht seine Tätigkeit in einem Wechsel von Aktivität und Ruhe. Atemzüge und Herzschlag können wir deutlich in ihrem rhythmisch abwechselnden Geschehen spüren; die rhythmisch peristaltischen Wellen unserer Darmmuskulatur spüren wir nicht, wenn wir gesund sind, ebenso wenig spüren wir die peristaltischen Kontraktionen unserer Augenmuskeln. Aber sie sind für ein gesundes Sehen sehr wichtig. Wir spüren nicht den Rhythmus unseres Lidschlages; wir spüren erst recht nicht den Rhythmus unserer hirnelektrischen Aktivitäten, wenn wir denken, träumen oder schlafen. Alle Tätigkeiten vollziehen sich in Rhythmen. Alle Rhythmen sind aufeinander abgestimmt und reagieren sensibel mit Beschleunigung oder Verlangsamung auf Veränderungen unseres Tätigseins, unserer Lebensgewohnheiten, unserer Erlebnisse.

Jede Veränderung der rhythmischen Funktion eines Organs kann schon den Beginn einer Krankheit markieren, die möglicherweise zwar von der Eigenkraft des gesunden Rhythmus gleich wieder ausgeglichen wird, bei hartnäckigeren Unregelmäßigkeiten aber tatsächlich zu einer funktionellen Störung und schließlich auch zu einer morphologisch manifesten Organerkrankung führen kann.

Über diese musikalisch-rhythmischen Vorgänge im funktionellen Geschehen hinaus finden wir auch in den Proportionen der menschlichen Gestalt einen Ausdruck musikalischer Verhältnisse: angefangen bei den proportionalen Größenverhältnissen zwischen Kopf und Körper während der Embryonalentwicklung bis zur Pubertät, über die »musikalische Struktur des Brustkorbes« bis hin zum »musikalischen Bau« der Lunge im Verhältnis der linken und rechten Lungenflügel zueinander, die dem musikalischen Element der Quint entsprechen.[28]

Noch weiter ins Innere des Menschen fortschreitend, entdecken wir Bildungsvorgänge, die sich nahezu ganz von der Gestaltung eines physischen Stoffes zurückgezogen haben und vorzugsweise im Gestaltungsimpuls ihre Kraft ausleben. Diese Kräfte, die sich einer nur ganz feinstofflichen Materie einprägen, sind die Formkräfte unserer Sprache, denen wir unsere Stimme leihen. Mit ihnen bilden wir durch Kehlkopf, Mund, Zunge, Lippen, Gaumen, Zähne in unserer Ausatmungsluft den Luftstrom zu den Lauten unserer Sprache. Mit diesem von innen nach außen fließenden, feinsten Gestaltungsstrom der Sprache können wir unser Innerstes ausdrücken und uns verständlich machen.

Es ist ein intimer Gestaltbildungsprozeß aus Sprache, Gefühlen, Stimmungen, Erinnerungen, Begriffen und Gedanken, von formvollendeten Verdichtungen und Gestaltungen bis zu ausfließenden Ergüssen.

Es ist ein Gestaltbildungsvorgang, der auf eine äußere sichtbare Form verzichten, sie aber auch durch Gestik, Mimik und Bewegung mit einbeziehen kann.

Indem ein Mensch spricht, sagt er nicht nur, was er zu sagen hat, sondern er spricht immer auch sich selbst aus. So ist die Gestaltung von Sprache ein Vorgang, der aus dem Innersten des Menschen kommt und dieses offenbart.

Schließlich können wir uns die genannten anthropologisch-künstlerischen Prozesse der Gestaltung, der Farbgebung, der musikalisch proportionalen Abläufe und der inneren Gestaltungsimpulse im Sinne einer Zusammenfassung und neuartigen Realisierung als ein anthropologisches Gesamtkunstwerk vorstellen.

Im einzelnen erkennen wir natürlich leicht, wie aus den geschilderten anthropologischen Prozessen die Künste entstehen.

Der erste geschilderte anthropologische Prozeß der Gestalt-bildung
entspricht der plastischen Kunst.

Der zweite anthropologische Prozeß der physiologischen Farbbil-
dung an den Organflächen entspricht der Malerei.

Das dritte Geschehen zeitlich rhythmischer Abläufe oder musikalisch
proportionaler Gestaltungen ist ein Abbild der Musik.

Der Vorgang der inneren Formkraft und sensiblen Gestaltbildung ist
das der Dichtung entsprechende Geschehen.

In der Zusammenfassung und Steigerung zu einem menschlichen Gesamtkunstwerk, in dem die vier Qualitäten der Gestalt, der farbigen Betonung,
rhythmischer Bewegungsabläufe und innerer empfindungsgetragener Gestaltbildung zusammenwirken, erkennen wir jetzt die Kunst der Eurythmie,
wie dies im vorangegangenen schon angedeutet wurde. Wir begegnen in ihr
einer Zusammenfassung und Metamorphose von Qualitäten der vier klassischen Künste, die jetzt durch das Instrument des menschlichen Leibes in
Bewegung gebracht werden.

Dieses »anthropologische Gesamtkunstwerk Eurythmie« entspricht tatsächlich dem Gesamtorganismus Mensch in besonderer Weise, insofern im
Menschen ja auch immer die beschriebenen vier anthropologisch-künstlerischen Prozesse gleichzeitig und miteinander in unterschiedlichen Beziehungen und Variationen zusammenwirken.

Die menschliche Leibesorganisation, aber auch – damit zusammenhängend – die seelische Organisation wird erkennbar als eine Zusammenfassung der vier grundkünstlerischen Prozesse und Qualitäten:

körperlich	**seelisch**
plastische Gestaltung	Spüren, Befinden, Körpergefühl
farbige Flächenbildung u. fließende Funktionen	Empfinden, Beleben, Erleben
zeitlich rhythmische Abläufe und proportionale Gestaltungen	Gefühle, Sympathie – Antipathie, psychische Fähigkeiten, Bewußtsein
sensible empfindungsgetragene innere Formkraft	Verinnerlichung, Konzentration, Selbstbewußtsein, geistige Form

Die Eurythmie erscheint als lebendig bewegter Ausdruck der menschlichen Gesamtorganisation. Jede Kunst hat ihre ganz unmittelbare und spezifische Wesensbeziehung zum Menschen, insofern sie einerseits unbewußt in ihm gestaltend wirkt, andererseits als bewußte kreative Handhabung durch ihn wieder in die Welt tritt als seine Kulturfähigkeit.

Für das künstlerische Schaffen ist es natürlich keine Voraussetzung, sich dieser anthropologischen Zusammenhänge zwischen Kunst und Mensch bewußt zu sein, obwohl es viele Künstler ahnen oder wissen.

Wohl aber ist die Kenntnis dieser Zusammenhänge eine Voraussetzung für die Modifikation der Künste zur Therapie.

Die Grundlage der Kunsttherapien in der anthroposophischen Medizin ist gerade die Erkenntnis dieser Wesensbeziehung zwischen Kunst und Mensch; zwischen künstlerischen Prozessen und menschlichen physiologischen wie psychologischen Vorgängen. Nur wenn diese Wesensverwandtschaft gekannt und durchschaut wird, handelt es sich im echten Sinne um anthroposophische Kunsttherapie, die dann bei körperlichen Krankheiten, bei organischen morphologischen Veränderungen, bei funktionellen Störungen wie auch bei psychosomatischen und psychischen Krankheiten anzuwenden ist.

Auf der Grundlage eines solchen anthropologischen und kunsttheoretischen Verständnisses können die Kunsttherapien als ganzheitlich wirksame Therapien verstanden werden, die in ihrem therapeutischen Ansatz und Wirkungsspektrum eine sinnvolle und wichtige Ergänzung der bekannten therapeutischen Verfahren der modernen Medizin darstellen.

Schilderung eines Therapieverlaufs aus dem plastisch-therapeutischen Gestalten

Die rothaarige junge Frau kam 26jährig anläßlich ihres zweiten akuten Schubes einer Colitis ulcerosa zur stationären Aufnahme in die Innere Abteilung. Während der stationären Behandlungszeit bekam sie außer anthroposophischen Medikamenten und äußeren Anwendungen Psychotherapie und aus den anthroposophischen Kunsttherapien das plastisch-therapeutische Gestalten.

Der Patientin, die derzeit eine Tätigkeit im EDV-Bereich einer großen Firma ausübte, war schon vor Ausbruch ihrer Colitis-Erkrankung aufgefallen, daß sie in besonderen psychisch belastenden Situationen oder im Zusammenhang mit starken Gefühlsregungen häufig mit Unregelmäßigkeiten des Stuhlganges reagierte, von häufigen, heftigen Stuhlentleerungen bis zu tagelanger Obstipation. Auch plötzliche Eindrücke oder seelische Erlebnisse konnte sie mit einem unangenehmen, ziehenden Körpergefühl im Darmbereich lokalisieren.

Zum ersten Ausbruch der Colitis war es im Rahmen eines innerfamiliären Konfliktes zwischen ihr und den Eltern gekommen, der sich auf der Basis einer starken Mutter-Kind-Beziehung, die von unausgesprochenen emotionalen Erwartungen geprägt war, entwickelt hatte.

Auch der jetzige zweite Schub der Colitis war im Zusammenhang mit beruflicher Belastung und damit zusammenhängendem Unverständnis der Eltern mit emotionalen Enttäuschungen entstanden. Die Patientin lebte zu dieser Zeit noch im elterlichen Haushalt, fühlte sich entsprechend abhängig, obwohl sie ja schon beruflich selbständig war, hatte aber nicht den Mut und die Kraft, sich von den Eltern zu lösen, an denen sie doch in einer ambivalenten Abhängigkeit hing.

Neben der psychotherapeutischen Aufarbeitung dieser konflikthaften Situationen bekam die Patientin aufgrund unserer vielfachen positiven Erfahrung das plastisch-therapeutische Gestalten und hierbei speziell das Töpfern als Therapie verordnet.

Zu diesem Zeitpunkt klagte sie über zwölf bis fünfzehn blutig-schleimige Durchfälle am Tag, verbunden mit ziehenden Schmerzen und einer deutlichen körperlichen Schwäche und Müdigkeit. Konzentration und Durchhaltekraft waren deutlich vermindert; die seelische Stimmungslage schwankend zwischen leicht melancholisch und angepaßt fröhlich. Unter dieser fröhlichen Oberfläche aber lag ein deutliches Leiden, insbesondere an ihrer seelischen und biographischen Situation. Denn sie spürte in ihrem Innern immer deutlicher, daß sie im Grunde ein anderes Berufsziel hatte.

Im therapeutischen Töpfern, auf das sich die Patientin mit einer guten Motivation einließ, bestand die Aufgabe, zunächst aus der entsprechenden Menge Ton eine Kugel zu formen, die sie gut in ihren beiden Händen halten konnte. Im weiteren Schritt ging es darum, durch tastende, empfindsam spürend drückende, prägende und rhythmisch bewegende Tätigkeit der Hände und Fingerkuppen aus der Tonkugel in langsamer, stetiger und rhythmischer Arbeit ein Hohlgefäß zu formen.

Im weiteren Verlauf der Therapie konnte die Ausgangssituation immer wieder variiert und verbessert werden, die Gefäße, die die Patientin formen wollte, konnten anspruchsvoller in Gestalt und Höhe werden. Die Gefäßwände wurden von zunehmend sicherer empfindenden Fingern glatter, ebenmäßiger und von einer angemessenen Dichte.

Dieses sensible Bilden von Gefäßwänden und Formen von Hohlgefäßen (Schalen, Becher, Vasen) ist eine Tätigkeit, die mit einer ruhigen, langsamen, rhythmischen Bewegung einhergeht, die sich auf die Atmung und weiter auf die unwillkürliche Darmperistaltik überträgt: ein formender, konzentrierender, schließlich zu einer ruhigen inneren Haltung führender künstlerischer Prozeß. Es ist ein Prozeß, der dem Geschehen einer akuten Colitis ulcerosa konkret körperlich entgegenwirkt. Die entzündliche Auflösung der Dickdarmschleimhaut, die verstärkte und beschleunigte, unrhythmisch gewordene Darmperistaltik, die vermehrte Schleimbildung und die Blutung aus den Schleimhautgefäßen, die Verkrampfungen und Schmerzen, das Ziehen im Darm bei jeder seelischen Berührung, all dies als ein Geschehen ihrer übersensiblen, verletzlichen seelischen Situation, die sich unmittelbar in die ebenfalls sensible Region der Dickdarmschleimhaut eingeprägt und ausgedrückt hatte, konnte die Patientin in dem Vorgang des künstlerisch-therapeutischen Töpferns, das heißt des sensibel gestalterischen Umgangs mit ihrer eigenen Gefäßwand in den zartfühlenden, aber bestimmenden und aus eigener Intention prägenden Griff ihrer Finger bekommen. Die Patientin spürte während des therapeutischen Tuns eine zunehmende Behaglichkeit und Ruhe; die Zahl der Stuhlentleerungen wurde rasch geringer, das subjektive Befinden deutlich besser, die Blutverluste gingen zurück.

Selbstverständlich war dies nicht nur als Erfolg des therapeutischen Töpferns zu verbuchen, sondern der gesamten Behandlung zuzuschreiben. Und doch spielte für die Patientin ihr eigener Beitrag zu ihrer inneren Stabilisierung und ihrer organischen Besserung durch diese künstlerische Tätigkeit eine entscheidende Rolle.

Wir verstehen das plastisch-therapeutische Gestalten bei dieser Indikation auch eindeutig als eine ergänzende Therapiemaßnahme, die zusätzlich zu medikamentösen und psychotherapeutischen Behandlungen ihre therapeutische Qualität entfaltet. Eine Qualität, die deutlich eine regulierende, stabilisierende, konzentrierende, abgrenzende und verdichtende sowie beruhigende Wirkung auf die psychische und organische Situation der Patientin hatte.

Aus dieser therapeutischen Überlegung differenzieren wir in der Anwendung der Kunsttherapien zwischen dem plastisch-therapeutischen Gestalten bei der Colitis ulcerosa und dem Malen mit trocken luftigen Pigmentfarben bei dem Morbus Crohn, einer ähnlichen und doch psychologisch andersgearteten, chronisch entzündlichen Darmerkrankung.

84

Die kunsttherapeutischen Wirkprinzipien und Wirkungsbereiche:

Wirkungsbereich	Wirkprinzipien
I. Organisch morphologischer Bereich	Gestaltbildung anregend unterstützend ordnend regulierend
II. Physiologisch funktioneller Bereich	Organprozesse stimulieren regulieren koordinieren rhythmisieren
III. Psychologischer Bereich und Empfindens von Leib und Seele,	Steigerung des Erlebens Selbst und Welt, Ich und Du
IV. Biographischer Bereich	1. Aktivierung von kreativen Gestaltungsmöglichkeiten 2. Innovation von Gestaltungskompetenz in biographischen und sozialen Entscheidungssituationen 3. Steigerung der Selbstentwicklungsfähigkeit im Vertrauen auf die Zukunftkräfte. 4. Selbstwertsicherheit als Grundlage eigenverantwortlichen biographischen Handelns

Der anthroposophische Ansatz in den Kunsttherapien

Natur – Mensch – Kunst

Der Ansatz der anthroposophischen Medizin in Krankheitsverständnis und Heilmittelfindung geht von einer grundlegenden Erfahrung aus: Es gibt eine Beziehung im Sinne einer Wesensverwandtschaft zwischen Natur, Mensch und Kunst.

Die Natur ist ein Teil des Kosmos. Kosmos ist der Begriff für die Ganzheit geistig schöpferischer Gesetzmäßigkeiten und Kräfte, aus denen das Weltall, die Erde und die irdischen Naturreiche mit Mineral, Pflanze, Tier und Mensch entstanden sind. Alle Erscheinungen in den Naturreichen sind so gesehen irdische Manifestationen kosmischer Kräfte und Gesetzmäßigkeiten. Die vom Menschen geschaffene Werkwelt, wirtschaftliche Produkte, technische Errungenschaften und alle kulturellen Leistungen, die vom Menschen hervorgebracht werden und somit menschliche Schöpfungen sind, haben keine unmittelbare, aber durch den Menschen eine mittelbare Beziehung zu Natur und Kosmos.

Der Mensch als höchstentwickeltes irdisches Lebewesen vereint in sich Qualitäten der drei anderen Naturreiche: des anorganischen Mineralreichs, des organischen, belebten Pflanzenreichs und des beseelten Tierreiches. Aber allein der Mensch ist ein kulturschaffendes, ein bewußt handelndes und selbstbewußt empfindendes und erkennendes Wesen.

In Körpergestalt und Haltung, in Ausdruck und Bewegung, in Handeln und Verhalten, in Fühlen, Sprechen und Denken offenbaren sich beim Menschen seine besonderen und spezifischen Qualitäten, die ihn von den anderen Naturreichen, auch von den höchstentwickelten Tieren, unterscheiden und abheben, auch wenn er, was schließlich Ausdruck seiner Freiheit ist, seine besonderen Fähigkeiten nicht immer voll zur Entfaltung oder zur Erscheinung bringt. Die genannten spezifisch menschlichen Qualitäten sind Ausdruck seiner Geistbegabung. Analog zu den Qualitäten der Naturreiche sprechen wir in der anthroposophischen Menschenkunde davon, daß es vier Seins-Ebenen, vier Organisationssysteme oder Wesensglieder des Menschen gibt:

die **physische Leibesorganisation,**
die **Lebensorganisation** (dazu gehören z.B. Wachstum, Gestaltbildung, Erhaltung, Regeneration, Vitalität und alle weiteren Lebensprozesse)
die **seelische Organisation** (mit allen psychischen Eigenschaften und Fähigkeiten)
die **geistige Ich-Organisation**

Diese Seins-Ebenen oder Organisationssysteme haben ihre Verwandtschaft bzw. Entsprechungen zu den Naturreichen. Eine weitere Entsprechung auf stofflich materieller Ebene sind die Aggregatzustände in der Physik. In der Medizingeschichte finden wir schon in der Antike derartige Parallelen in der sogenannten Humoralpathologie, der die Lehre von der richtigen Mischung der »Humores« (Körpersäfte) zugrunde liegt, und damit zusammenhängend die Elementen- und Temperamentenlehre.

Naturreiche		Mensch	Aggregat-zustände	Elemente	Säfte	Temperamente
Mineral	anorganisch	Leib	fest	Erde	schw. Galle	Melancholiker
Pflanze	belebt	Leben	flüssig	Wasser	Schleim	Phlegmatiker
Tier	beseelt	Seele	luftig	Luft	Blut	Sanguiniker
Mensch	geistbegabt	Ich	wärmehaft	Feuer	gelbe Galle	Choleriker

Für das Krankheitsverständnis in der anthroposophischen Medizin ist es wesentlich, leibliche, morphologische und funktionelle Veränderungen als Ausdruck psychischer Prozesse zu sehen, wie umgekehrt seelische Krankheitsvorgänge als modifizierte Ausdrucksformen oder Projektionen von organisch-physiologischen (physisch-lebendigen) Prozessen zu begreifen sind. Für eine Arznei- und Heilmittelfindung in der anthroposophischen Medizin ist es deshalb wichtig, zu verstehen, wie die Organisationssysteme bei einem erkrankten Menschen ineinandergreifen, getrennt oder aus dem Gleichgewicht geraten sind, und mit welchen Arzneimitteln – in Form von Stoffen aus den Naturreichen – oder durch welche vom Menschen selbst ausgeübte Tätigkeiten – die als aktive Heilmittel im Sinne einer übenden und erlebenden Therapie angewandt werden – eine Heilung erreicht werden kann. Eine Kenntnis von der Wesensverwandtschaft des Menschen mit den Naturreichen einerseits und mit den Kulturreichen, nämlich den Künsten, andererseits, ist dafür eine notwendige Voraussetzung.

Dies sind die beiden Säulen der anthroposophischen Therapie: das Heilen mit Arzneimitteln, die als Substanzen in den Naturreichen gewonnen und durch besondere Verfahren pharmazeutisch aufbereitet werden; zum anderen das Heilen mit Vorgängen, mit Tätigkeiten, mit Prozessen, die als Dienstleistung von einem Therapeuten erbracht und mit dem Patienten gemeinsam regelmäßig geübt werden, bis dieser sie unter Umständen auch allein durchführen kann.

Dabei ist es von entscheidender Bedeutung, daß auch in diesen künstlerischen Tätigkeiten Verwandtschaften mit physiologischen und psychologischen Prozessen bestehen, das heißt mit leibgebundenen oder leibfreien (= seelisch-geistigen) Wirksamkeiten der Organisationssysteme des Menschen. Die in Frage kommenden Tätigkeiten wurden bereits beschrieben als formbildende, verdichtende, abgrenzende Prozesse, wölbende oder höhlende Bildungen, Kanten- oder Spitzenbildungen, Oberflächengestaltungen und Metamorphosen; Auflösungen, Farbentwicklungen, fließende Vorgänge, rhythmische Abläufe im zeitlichen Geschehen, harmonikale Proportions- oder Funktionsverhältnisse in verschiedenen Geschwindigkeiten zueinander, Bewegungen und Haltungen, Formimpulse und innere Gestaltungskräfte. Empfindungen, Gefühle, Motive und Bewußtseinsvorgänge fließen in unterschiedlichen Betonungen und Variationen in diese Prozesse mit ein.

Der Mensch hat im Laufe seiner geschichtlichen Entwicklung schon sehr früh diese ursprünglich in der Natur gegebenen Dualitäten und physiologischen Fähigkeiten zu bewußter Handhabung im Sinne von Kultur differenziert, zu den Künsten weiterentwickelt und in künstlerischen Schöpfungen wieder aus sich herausgesetzt und somit der Welt gewissermaßen zurückgegeben. Es sind dies vor allem die klassischen Künste: Architektur, Plastik, Zeichnung, Malerei, Musik, Gesang, Dichtung, Schauspiel und Tanz sowie die Eurythmie als eine moderne anthroposophische Bewegungskunst.

Zur Physiologie und Psychologie der Künste

Die Verwandtschaft des Menschen mit den Kulturreichen der Künste ist daran zu erkennen, daß die verschiedenen künstlerischen Tätigkeiten Prozessen des menschlichen Lebens und Verhaltens entsprechen. Daß dies keine Neuentdeckung oder gar eine bloße Behauptung ist, zeigt die Aussage von Hippokrates aus dem 4. Jahrhundert v.Chr. über die Bildhauer und die Verwandtschaft ihrer Tätigkeit mit Vorgängen in der menschlichen Natur (vgl. Seite 44).

Diese von Hippokrates angesprochene Entsprechung läßt sich in vergleichbarer Weise für alle künstlerischen Prozesse finden: Die Künstler ahmen in ihren Techniken und Vorgängen, teils bewußt, teils unbewußt, Prozesse des menschlichen Organismus nach. Diese Prozesse lassen sich sowohl auf der physischen wie auf der psychischen und auf der sozialen Ebene beschreiben.

In der künstlerischen Arbeit des Bildhauers, des Plastikers, können wir unter anderem folgende Tätigkeiten und Qualitäten beschreiben, die über den künstlerischen Prozeß hinausgehend, direkt, oder im übertragenen Sinn, auch als körperliche, psychische oder soziale Prozesse oder Eigenschaften erkennbar sind:

Formen	Stoff überwinden
Gestalten	Form herausholen
Prägen	Form empfinden
Drücken	Körperempfinden
Tasten	Gestalt entstehen lassen
Berühren	Entwicklung anregen
Grenze bilden	Mitbestimmen
Widerstand spüren	Innehalten

Gestalt wachsen lassen

Im engeren anthropologischen Sinne geht es bei der plastischen Kunst auch um das Wachsen als differenziertes Zunehmen oder Abnehmen, um Gestaltentwicklung und Hautbildung, um das Spüren und Erleben von Körpern, insbesondere des eigenen Körpers: Als psychische Fähigkeit erkennen wir in diesem Zusammenhang eine seelische Strukturierungsmöglichkeit, ein kognitives Form- und Ordnungselement. Schließlich geht es beim künstlerischen wie beim therapeutischen Prozeß des plastischen Gestaltens auch darum, den genannten Tätigkeiten und Vorgängen *Beseelung* einzuverleiben.

Durch eine therapeutische Modifikation und Anwendung der plastischen Kunst können die genannten Qualitäten und Prozesse in körperlicher und seelischer Hinsicht angeregt, gestärkt und reguliert werden.

Bei der Malerei können folgende Qualitäten unterschieden werden:

Sichtbares und unsichtbares Sehen	Modifizieren
Bewegen, von innen nach außen	Übergänge finden
Abstandnehmen	Farben sprechen lassen
Wahrnehmen	Flächen entstehen lassen
Empfinden	Linien suchen
Korrigieren	Formen finden

Sichtbar machen

Die Elemente der Malerei – Linien, Flächen, Hell-Dunkel-Qualitäten und Farben – sind äußeres Erscheinungsbild für innere Bewegungen, für Stoffwechselvorgänge, inneres Leben und Erleben, für Empfindungen, Stimmungen und Seelenzustände.

Auf eben diese Qualitäten kann durch Maltherapie gezielt und differenziert Einfluß genommen werden.

An die Musik

Musik: Atem der Statuen. Vielleicht:
Stille der Bilder. Du Sprache wo Sprachen
enden. Du Zeit,
die senkrecht steht auf der Richtung
vergehender Herzen.

Gefühle zu wem? O du der Gefühle
Wandlung in was? –: in hörbare Landschaft.
Du Fremde: Musik. Du uns entwachsener
Herzraum. Innigstes unser,
das, uns übersteigend, hinausdrängt, –
heiliger Abschied:
da uns das Innre umsteht
als geübteste Ferne, als andre
Seite der Luft:
rein,
riesig,
nicht mehr bewohnbar.

Rainer Maria Rilke

90

Für die musikalische Kunst kommen in unserem Zusammenhang folgende
Tätigkeiten und Qualitäten in Betracht:

Hören	Themen spüren
Fühlen	Themen weiterführen
Atmen	Variieren
Muskeltonus verändern	Unterbrechen
Bewegen	Pausen setzen
Geschwindigkeiten	Kontinuität halten
Rhythmen	Hörbar werden lassen

Hörbar erscheinen lassen

Diese Qualitäten und insbesondere noch einige besonders zu erwähnende
psychische Fähigkeiten, die durch Musik angesprochen und geschult werden können und damit auch als musikalische Therapieziele in Frage kommen, sind ein zeitübergreifendes synoptisches Wahrnehmen, ein Erinnern
und Ausgleichen verschiedener, ja polarer Elemente.

In der Dichtung, die immer durch die Sprache lebt und als Sprache immer
innerlich oder äußerlich hörbar ist, möchte ich in dem hier dargestellten
anthropologischen Zusammenhang folgende Tätigkeiten und Qualitäten erwähnen:

Hören	Verinnerlichen
Atmen	Verdichten
Bewegen	Konzentrieren
Suchen	Verstehen
Nachvollziehen	Ausdruck finden
Sprechen	Inneres Bild schaffen

Verständlich und offenbar machen

In einem therapeutischen Umgang mit Sprache und Dichtung, wie es die in
der anthroposophischen Medizin ausgebildete therapeutische Sprachgestaltung unternimmt, können die obengenannten Vorgänge in ihren leiblichen
und psychischen Zusammenhängen angesprochen und therapeutisch unter-
stützt werden.

Alle diese genannten Prozesse und Qualitäten künstlerischer Tätigkeit können auch in zwischenmenschlichen Beziehungen und im sozialen Verhalten in analoger Weise beobachtet und beschrieben werden:

Künste	Den Künsten entsprechende psychosoziale Elemente		
Dichtung	Sprechen	–	Verstandenwerden
	Ausdrücken	–	Verstehen
	Suchen	–	Gestalten
	Verdichten	–	Verinnerlichen
Musik	Weiterführen	–	Verändern
	Aufgreifen	–	Variieren
	Gefühl	–	Bewegung
	Anspannung	–	Entspannung
Malerei	Mischen	–	Klären
	Übergänge bilden	–	Formen, Linien, Flächen, Grenzen
	Wahrnehmen	–	Empfindungen
	Bewegen	–	Distanz
Plastik	Entwickeln	–	Mitbestimmen
	Prägen	–	Grenzen
	Druck	–	Widerstand

Der Ansatz der anthroposophischen Medizin, künstlerisches Tun in modifizierter Weise in die Therapie einzuführen, hat eine wesentliche Begründung in der hier immer wieder unter verschiedenen Gesichtspunkten geschilderten Wesensverwandtschaft zwischen Natur, Mensch und Kultur.

Wenn wir davon ausgehen, daß die künstlerischen Prozesse eine anthropologische Beziehung, eine konkrete Verwandtschaft mit körperlichen und psychischen Vorgängen im Menschen haben, die sich zu einer therapeutischen Wirksamkeit modifizieren und anwenden lassen, so muß neben dieser positiven Qualität auch einmal eine negative Qualität und Wirksamkeit im Sinne einer krankmachenden Einseitigkeit angedacht werden können.

Dieser Gesichtspunkt sei hier versuchsweise schematisch zusammengefaßt:

Kunst	Mensch	Tendenzen	Qualitäten	Patholog. Erscheinungen
				Überformung
			↗	Verhärtung Sklerose Zwang
Plastik	Leib	Druck↔Wider- → Form		
		stand	↘	Unterformg.
				Formverlust Tumor Depression
			↗	
Malerei	Leben	Bewe- ↔Wechsel → Modifi-		
		gung	kation	
			↘	Auflösung
				Umgestaltg. Entzündg. Manie
			↗	
Musik	Seele	Verinner- ↔Bewe- →Erleben		Schmerz Angst
		lichung gung Erscheing.		Beeinflussg. Wahn
			↘	Beeinträch- Hallu-
				tigung zination
				Ausdrucks-
			↗	übersteigerg.
Dichtung	Geist/Ich	Gestal- ↔Ausdruck →Offen-		
		tung barung		
			↘	
				Ausdrucks- Lähmung Stupor
				verlust Bewußt-
				seins-
				störun-
				gen

Von der Psychologie und Physiologie zur Pathologie

Es gehört zum Wesen der anthroposophischen Medizin, daß sie die Krankheit nicht als Defekt oder von außen kommendes Übel ansieht und deshalb die Heilung eines Kranken auch nicht in einer »Reparatur« oder anderen mechanistischen oder technischen Verfahren sucht.

Vielmehr ergibt sich für die anthroposophische Medizin ein prozessuales und biographisches Krankheitsverständnis. Wir können Krankheit beschreiben als einen physischen oder psychischen Prozeß, der in einem bestimmten biographischen Entwicklungsmoment eines Menschen auftritt:

im falschen Maß – d.h. zuviel oder zu wenig –
zur falschen Zeit – z.B. Tageszeit, Jahreszeit, Lebenszeit –
am falschen Ort – an einem ungeeigneten Organ,
                                Organsystem oder Körperteil –

Krankheit ist also in der ersten Kategorie ein Aus-dem-richtigen-Maß-Fallen eines normalen gesunden Prozesses. In der pathologischen Erscheinung kann ein an sich gesunder Prozeß quantitativ oder qualitativ im Übermaß oder im Untermaß auftreten: qualitativ zu stark oder zu schwach; quantitativ zuviel oder zu wenig. Außerdem kann das Maß der Geschwindigkeit sich in einen zu schnellen oder in einen zu langsamen Prozeßablauf verschieben. Solche Phänomene der qualitativen, quantitativen oder die Geschwindigkeit betreffenden Maßverschiebung können wir bei körperlich wie bei psychischen Krankheitsbildern beobachten.

Als ein naheliegendes Beispiel einer körperlichen Erkrankung stellen wir uns die Entstehung einer Gastritis (Magenschleimhautentzündung) vor: Es handelt sich dabei um den Beginn eines qualitativ und quantitativ im Übermaß stattfindenden Auflösungs- und Verdauungsvorgangs im Magen, wodurch es zum Ansatz der Selbstverdauung der Magenschleimhaut kommt. Kann dieser Prozeß therapeutisch nicht aufgehalten werden, sondern entwickelt sich weiter und intensiviert sich auch noch in seiner Stärke, so kann ein Ulkus, ein Magengeschwür daraus entstehen, das schließlich als Ergebnis der Selbstverdauung und Selbstauflösung tatsächlich bis zum Magendurchbruch führt.

Nehmen wir auch noch ein Beispiel aus dem Bereich psychiatrischer Erkrankungen, so kennen wir das unauflösbare Grübeln und permanente sorgenvolle Nachdenken des depressiven Menschen als Ausdruck eines quantitativen Übermaßes des normalen Nachdenkens, das jetzt in überformter, zwanghafter Weise erscheint. Oder wir stellen uns vor, wie der an sich sehr nützliche und hilfreiche Vorgang des Kontrollierens sich im qualitativen und quantitativen Übermaß bis zum Kontrollzwang (einer Zwangskrankheit) steigern kann.

Krankheiten, die sich in der zweiten Kategorie, einer Zeitverschiebung, manifestieren, äußern sich im psychischen Bereich z. B. in dem häufigen Symptom der Schlafstörungen. Dabei tritt der an sich sinnvolle Zustand des Wachseins zur falschen Zeit auf. Wenn ein solcher Patient dann dafür am

Tage mehr schläft, handelt es sich um eine reine Zeitverschiebung zwischen Wachen und Schlafen im Sinne einer Schlaf-Wach-Rhythmus-Störung. Ist der betreffende Patient aber auch tags wach, so kommt in diesem Falle noch eine quantitative Steigerung des Gesamtmaßes an Wachheit hinzu.

Bei den körperlichen Krankheiten können z.B. die Symptome einer vegetativen Dystonie als Rhythmusstörung verstanden werden. Das Auftreten einer Kinderkrankheit im Erwachsenenalter ist wegen der erhöhten Gefahr schwerwiegender Komplikationen prognostisch immer kritischer zu bewerten, als dies »zur richtigen Zeit« der Fall wäre. Charakteristischerweise ist es auffallend, daß die Frage des zeitlichen Auftretens einer psychischen Krankheit sehr viel wichtiger ist und häufiger eine Rolle spielt, als dies bei körperlichen Krankheiten zu sein scheint.

Dafür ist es bei der dritten Kategorie, des Ortes, verständlicherweise gerade umgekehrt, das heißt hier finden wir vorzugsweise die Manifestation organischer Erkrankungen häufig im Zusammenhang mit einer Verschiebung des rechten Maßes in quantitativer oder qualitativer Hinsicht. So können wir z.B. eine Lungenentzündung als einen Verdauungsprozeß am falschen Ort, nämlich in der Lunge, anstatt im Magen, verstehen.

Oder die Bildung von Nieren- oder Gallensteinen können wir als einen Ablagerungs- und Verhärtungsprozeß an falscher Stelle erkennen; ähnlich auch die Arteriosklerose als einen Verkalkungsprozeß an den Gefäßwänden anstelle innerhalb des Knochensystems. Auch eine Osteoporose, eine Verminderung des Knochengewebes, ist ein Auflösungsprozeß, wie er eben nur im Zusammenhang mit der Verdauung in den Verdauungsorganen vorkommen sollte.

Dagegen gehören die Carzinomerkrankungen, die sogenannten bösartigen Wucherungen, zur ersten Kategorie des Maßes, insofern die Tumorentstehungen, die unkontrollierten, deformierenden, gestaltzerstörenden und sich ausbreitenden Wachstumsvorgänge Ausdruck eines qualitativen und quantitativen Übermaßes von Wachstum- und Zellteilungsprozessen sind.

Alle Krankheitserscheinungen der körperlichen und psychischen Krankheitsbilder lassen sich nach diesem Prinzip in den Kategorien von Maß, Zeit und Ort beschreiben.

Als weiterer Gesichtspunkt ist dann allerdings noch die Organisationsstruktur von Aufbau und Funktion des menschlichen Leibes sowie der psychischen Fähigkeiten hinzuzuziehen. Es ist das Prinzip der Dreigliederung, das hier zur Wirksamkeit kommt und die Krankheitskategorien von Maß und Ort im anthropologischer Hinsicht weiter differenziert und konkretisiert.

Vergegenwärtigen wir uns die Eigenschaften und Tendenzen, die mit dem Denken und seinem physiologischen Ort der Entstehung, dem Nerven-Sinnes-System, dem Gehirn, zusammenhängen, so finden wir Qualitäten, die immer in physischer wie in psychischer Hinsicht zu verstehen sind.

Stellen wir uns davon ausgehend vor, welche Prozesse oder Zustände aus der übermäßigen Betonung einer »Nerventendenz« entstehen können, so kommen wir zu Krankheitszuständen, die wir typischerweise aus dem Bereich dieses betreffenden Organsystems kennen, die aber natürlich im Sinne einer Dislozierung, das heißt einer Verschiebung an den falschen Ort, auch in allen anderen Organen vorkommen können.

Psychischer Prozeß	Physische Organisation	Eigenschaften u. Tendenzen	durch Übermaß entstehende pathologische Prozesse
Vorstellen	Nerven-Sinnes-	Formen	Überformung
Denken	System	Fixieren	Verhärtung
Intellekt	Gehirn	Konzentrieren	Ablagerung
Ratio		Gestaltbilden	Sklerose
		Bewahren	Verlangsamung
		Ruhe	Lähmung
		ohne Bewegung	Überwach
		Wachbewußt	Kalt
		Kühl	Hart
		Fest	

Soweit die Eigenschaften, die mit dem Denken und dem Nervensystem zusammenhängen. Vergegenwärtigen wir uns als nächstes die dazu polare Situation von Stoffwechsel-Bewegungsorganen und dem Willensleben:

Wollen und	Stoffwechselsystem	Bewegen	Beschleunigung
Handeln	Bewegungssystem	Auflösen	Erregung
Affekt		Fließen	Entzündung
		Verändern	Auflösung
		Umbilden	Gestaltverlust
		Unbewußt	Zerfall
		Warm	Ausfließen
		Weich	Bewußtseinsgetrübt
			Fieberhaft

Zwischen diesen beiden Polen von Kopf und Bauch entfaltet sich im Seelischen der Bereich des Fühlens, verbunden mit seinem physischen Ort des rhythmischen Systems von Atmung und Zirkulation (Herz-Kreislauf-System).

Fühlen	Rhythmisches System	Rhythmus
Empfinden	Atmung	Ausgleich
Sympathie	Kreislauf	Vermittlung
Antipathie		Wechsel zw.
		Ruhe und Bewegung
		Traumbewußtsein

Während wir bei den eben beschriebenen polaren Tendenzen die jeweils typischen Krankheitsprozesse aus einem einseitigen Dominieren, einem Überhandnehmen von an sich gesunden Prozessen erkannt haben, so lehrt uns der Blick auf das Fühlen und das rhythmische System eine neue Variante. Denn eine bis ins Pathologische reichende Vereinseitigung des vermittelnden und ausgleichenden rhythmischen Geschehens als physiologisches Prinzip des seelischen Gefühlslebens scheint es nicht zu geben. Rhythmus im Sinne von Ausgleich und Verbindung der Polaritäten ist nicht nur ein gesunder, sondern ein gesundheitsfördernder und gesundheitserhaltender Prozeß. Er kann sich – zumindest in physischer Hinsicht – wohl nicht zu einem Krankheitsbild steigern. Dagegen ist dem Einfluß einseitiger Tendenzen der einen oder anderen polaren Richtung gewissermaßen Tür und Tor geöffnet, sich über den eigenen Organisationsbereich hinaus auszubreiten, wenn der ausgleichende und vermittelnde rhythmische Prozeß zu schwach ist oder fehlt.

So kennen wir unter dem weiten Begriff der vegetativen Dystonie oder unter der Beschreibung vieler funktioneller Organstörungen eine Fülle von sich körperlich manifestierenden Erkrankungen, die auf einem Mangel an rhythmischem Ausgleich beruhen.

Ein weiteres Krankheitsgeschehen breitet sich aus, wenn aufgrund eines fehlenden oder verkümmerten rhythmischen Ausgleichs als Ausdruck für ein im Seelischen verdrängtes Gefühlsleben die beiden Polaritäten von Nervenprozeß und Stoffwechselprozeß unvermittelt in einem Organ aufeinanderprallen. Das Manifestationsorgan dieses pathologischen Geschehens kann im Bereich des rhythmischen Systems liegen, aber auch in den Stoffwechselorganen oder (seltener) im Gehirn.

In dem körperlichen Krankheitsgeschehen offenbart sich die unausgeglichene Begegnung der polaren Tendenzen von Auflösung und Verhärtung, die ohne Vermittlung aufeinanderstoßen, was in dem dadurch entstehenden organischen Krankheitsprozeß zu einem haltlosen Organgewebe-Bildeprozeß von amorpher Gestalt, zu einem formlos wuchernden Wachstum mit gestaltzerstörerischer Kraft führt. Die Qualität dieses pathologischen Prozesses ist »kalt« und über eine lange Entwicklungszeit hinweg ohne Krankheitsgefühl und Schmerzerleben. Der Wachstums-Stoffwechsel ist ungewöhnlicherweise anaerob; die Zellteilung ist enorm gesteigert im Sinne eines desorganisierten Wachstums, einer zerstörerischen Wucherung, die das Leben des Menschen bedroht. Es ist die Krebserkrankung als Ergebnis und Ausdruck der verlorenen oder verdrängten Mitte. (Gefühle und eigene Bedürfnisse im Seelischen; rhythmischer Ausgleich im Leiblichen.)

Eine Projektion der beschriebenen Eigenschaften und Tendenzen der psychosomatischen Organisationssysteme in das Seelenleben führt hier zu einer Veränderung und einer Beeinflussung, zu einem psychischen Krankheitsprozeß.

Die einseitig dominierende Projektion fixierender, konzentrierender, festhaltender Prozesse in das von Vorstellen und Denken, von Intellekt und Ratio beherrschte Seelenleben eines Menschen kann zu psychiatrischen Krankheitsbildern wie Neurasthenie, Phobie, Zwang führen.

Eine Überwältigung des Seelenlebens durch bewegliche, auflösende, umbildende und verwandelnde Prozesse kann zu den psychiatrischen Phänomenen von Hysterie, Schizophrenie und Erregungszuständen führen.

Auch im Hinblick auf die Entstehung einer psychiatrischen Krankheit macht die »psychosomatische Mitte« des rhythmischen Systems eine Ausnahme. Der psychopathologische Prozeß zeigt gerade die Situation eines fehlenden oder »entarteten« Rhythmus, eines fehlenden Ausgleichs von Ruhe und Bewegung, einer fehlenden Vermittlung von Vorstellung und Wille. Es ist im psychischen Sinne die Situation des versunkenen Gefühls, der verlorenen Empfindungen, der willenlosen und kraftlosen Gedanken sowie der sinnlosen und ziellosen Willensschwäche.

Es ist das Krankheitsbild der Depression; seelisches Erscheinungsbild der verlorenen Mitte, wobei in diesem Fall die psychischen Polaritäten von Vorstellen und Wollen, von Denken und Handeln, von Ruhe und Bewegung nicht aufeinanderprallen wie bei der Krebserkrankung, sondern im Gegenteil sich voneinander entfernen, so daß eine dem depressiven Menschen erlebbare »gähnende Leere«, ein »dunkles, drohendes, schwarzes Loch« entsteht.

Krankheiten sind anthropologische Prozesse, die sich aus einer Einseitigkeit, einem Über- oder Unter-Maß, einer zeitlichen oder räumlichen Verschiebung körperlich oder seelisch manifestieren.

Als Ursache für eine solche ins Pathologische übersteigerte Betonung oder Verschiebung eines an sich gesunden und notwendigen anthropologischen Prozesses kommen verschiedene Faktoren in Betracht. Allerdings ist mit Sicherheit der entscheidende Grund für jede Erkrankung immer der Mensch selbst: seine Konstitution, seine Biographie, seine Vergangenheit und seine Zukunft, seine Erlebnisse, seine Gefühle und wie er mit ihnen umgehen kann, seine Beziehungen, seine Entwicklungen, sein Einstellungen und Erwartungen und seine Ziele.

Von der Pathologie zur Kunsttherapie

Der Ansatz zur therapeutischen Wirksamkeit der Kunsttherapien in der anthroposophischen Medizin liegt in ihren prozessualen Krankheits- und Heilungsverständnis. Darauf wurde bereits mehrfach hingewiesen.

Wenn auch die naturwissenschaftliche Medizin entsprechend dem naturwissenschaftlich geschulten Denken ein kausales Krankheitsverständnis und eine ebensolche Therapie als Handlungsrichtlinie hat und anstrebt, haben die Erkenntnisse der modernen Medizin längst von einer monokausalen Auffassung zu der Ansicht einer multikausalen Verursachung von Krankheiten geführt, was durchaus auch für eine prozessuale Betrachtung spricht. Vielleicht treffen sich sogar die Ansichten von einer multikausalen Krankheitsentstehung mit dem hier vertretenen prozessualen Krankheitsverständnis.

Für ein Verständnis der Anwendung kunsttherapeutischer Verfahren in der Medizin brauchen wir eine prozessuale und dynamische Sichtweise von Krankheit und Therapie. Die oben dargestellte Zusammenfassung von physiologischen, psychologischen, künstlerischen und therapeutischen Prozessen wie auch die Darstellung eines Krankheitsverständnisses nach dem Prinzip der Dreigliederung sollten auf die fruchtbaren Möglichkeiten einer prozessualen Betrachtungsweise hindeuten.

Wenn organische oder funktionelle körperliche Krankheiten oder psychosomatische und psychiatrische Erkrankungen unabhängig von einer mehr oder weniger bekannten Verursachung oder Veranlassung als prozessuales

99

Geschehen zu beschreiben und zu verstehen sind, so ist es ein legitimes und naheliegendes therapeutisches Ziel, eben dieses prozessuale Geschehen, das zu einem Krankheitsbild geführt hat, in einem bestimmten, beschreibbaren therapeutischen Sinne zu beeinflussen.

Versuchen wir diese Beeinflussung nicht manipulativ, das heißt von außen steuernd, unterbindend oder substituierend allein durch – für den Kranken immer passive – technische operative oder medikamentöse Maßnahmen, sondern, indem wir die gesunden Fähigkeiten und Ressourcen im kranken Menschen durch geeignete aktive Maßnahmen mit anregen, so therapieren wir tatsächlich »am Ort des Geschehens«, dort, wo sich die Krankheit ereignet.

In den Kunsttherapien haben die Patienten, nach ärztlicher Diagnose und unter kunsttherapeutischer Anleitung, die Chance, in einem neuen, ihnen selbst ungewohnten künstlerischen Medium einen Prozeß zu versuchen und einzuüben, der in ihnen psychologische und physiologische Wirkungen zeitigt.

Indem der künstlerische Prozeß aufgrund ärztlicher und kunsttherapeutischer Indikation und unter fachkundiger Anleitung dem Patienten und seinem Krankheitsprozeß »angepaßt« wird, entsteht aus der Modifikation dieses künstlerischen Prozesses ein therapeutischer Vorgang.
Dieser Vorgang wirkt therapeutisch:

> wenn das anzustrebende Therapieziel mit den Qualitäten der angewandten Kunst und der kunsttherapeutischen Aufgabe übereinstimmt;
> wenn das Therapieziel dem Krankheitsgeschehen und dem Patienten gegenüber angemessen ist;
> wenn der Prozeß unter adäquater Anleitung des Kunsttherapeuten vom Patienten versucht und geübt wird;
> wenn der Kunsttherapeut im Verlauf der Therapie die psychologischen und physiologischen Wirkungen bei Patienten wahrnehmen und beurteilen kann, z.B. in Rücksprache mit dem behandelnden Arzt;
> wenn der Kunsttherapeut eventuell erforderliche Ergänzungen oder Korrekturen des Therapiezieles oder der therapeutischen Aufgaben nach Rücksprache mit dem Arzt vornehmen kann;
> und dies alles, wenn der Patient die notwendige Motivation und Bereitschaft für eine solche aktive Kunsttherapie hat.

Gesundheit und Krankheit sind keine Zustände, die den Menschen unvorbereitet treffen und die er genießen kann oder die er erleiden muß; Gesundheit und Krankheit sind aktive Leistungen von Leib und Leben, von Seele und Ich. Es sind Prozesse, deren Ablauf von jedem Menschen individuell bewältigt und gestaltet werden muß und kann. Dabei können die Kunsttherapien entscheidende Hilfen geben.

Ein Beispiel:

Eine 38jährige Patientin mit Mamma-Carzinom rechts wurde operiert und mit einem Mistelpräparat nachbehandelt. Keine Bestrahlung, keine Chemotherapie.

Sie stammte aus einer sehr streng religiösen Erziehung mit vielen Einschränkungen. In ihrer Kindheit hatte sie keine Zärtlichkeit von ihrer Mutter empfangen. Unglücklich verlief eine erste Liebesbeziehung. Sie studierte und heiratete später einen Studienfreund und führt eine überwiegend glückliche und zufriedene Ehe; allerdings unbeabsichtigt kinderlos.

Zur Mutter bleibt eine gespannte Beziehung bestehen.

Die Patientin hatte immer ein betont melancholisch schwernehmendes Temperament, eine neurasthenische, physisch eher schwächliche Konstitution und war stark von ihren Vorstellungen und Erwartungshaltungen geprägt. In dem Versuch, dies aufzubrechen, war sie zunächst nicht erfolgreich. Gesundheitlich ging es ihr von ihrem seelischen Befinden und ihrer körperlichen Leistungsfähigkeit her nicht immer gut. Mehrere schlechte Phasen mit depressiven Verstimmungen und Rückzugstendenzen machte sie durch. Von der Erziehung her war sie immer geneigt, die »Zähne zusammenzubeißen und es allen recht zu machen …« Jetzt, nach der Diagnose ihrer Krebserkrankung, erlebt sie diese als »Ausdruck der inneren Abkapselung«.

Bei der Mamma-Carzinom-Erkrankung ist ein für das emotional zärtliche Empfinden und Erleben der Frau wesentliches Identifikationsorgan, die Brust, von einem Krankheitsprozeß betroffen, bei dem sich die seelischen und insbesondere die emotionalen Qualitäten meist nach jahrelanger seelischer Verdrängung bis zur Unerkennbarkeit zurückgezogen haben. »Funktionieren und es allen recht machen« unter Aufopferung und Verleugnung eigener Bedürfnisse und Gefühle – so lautet die übernommene Lebenseinstellung. Sie führt zu einer Trennung zwischen seelischem und leiblichem Empfinden und Erleben. Das seelische Erleben orientiert sich überwiegend an den Erwartungen der Umwelt. Die eigenen seelischen Empfindungen und Wünsche regredieren in unbewußte, körpernahe Bereiche. Dort beginnen sie, ein unangemessenes organisches Eigenleben zu entwickeln: sie führen zu unkontrolliertem Wachstum als Ausdruck und Folge einer gestörten Beziehung zwischen Seele und Leib. Bestimmte Qualitäten des Seelenlebens bilden infolge der Zurückdrängung aus dem bewußten psychischen Erleben unbewußte organische Inseln, eine autonome Abkapselung im Inneren eines Organs. Das ursprünglich eigene seelische Gefühlsleben wird, weil jahrelang unterdrückt und verdrängt, zu einem dem eigenen Organismus jetzt fremden, sich verselbständigenden organischen Prozeß, der eine »Verschiebung des Lebens« aus der Seele in den Körper bedeutet. Hier bildet es seinen autonomen, unkontrollierbaren und damit zerstörerischen Prozeß, bei dem aufgrund des fehlenden gefühlsmäßigen und rhythmischen Ausgleichs die Polaritäten von Auflösung und Verhärtung, von Form und Zerfall, von Wachstum und Untergang unvermittelt aufeinanderprallen.

Während das Seelenleben des Menschen sich mehr und mehr von seiner Verbindung zum Leib distanziert, wird dieser dem Menschen mehr und mehr uninteressant und fremd. Das seelische Verhalten ist nicht von Bedürfnissen, Interessen oder Leidenschaften geprägt, auch nicht von einer eigenen, selbstbestimmten Richtung gekennzeichnet, sondern fügt sich den Erwartungen der sozialen Mitwelt, scheinbar selbstlos.

Neben der Misteltherapie bekam die Patientin Kunsttherapie und Psychotherapie. Thematisch ging es in der Kunsttherapie darum, die Tendenzen der organischen Abkapselung und der seelischen Richtungslosigkeit, des unkontrollierten, gestaltlosen organischen Wachstums und der Neigung zu festen, unbeweglichen Vorstellungen und Erwartungen, der physischen Schwäche und Antriebslosigkeit wie auch der seelischen Schwere und Depression einen Prozeß entgegenzusetzen, der diese einseitigen Tendenzen auflösen, wieder in Bewegung bringen und zu einer neuen, eigenen Gestaltung führen kann. Und zwar in physisch organischer wie auch in psychisch sozialer Hinsicht. Dieses therapeutische Ziel gab die Indikation zum Formenzeichnen mit farbigen Stiften. Bei dieser therapeutischen Technik wirken vor allem formende, bewegende, begrenzende, verändernde, beziehungschaffende und raumordnende Prozesse zusammen, in der beweglich und lebendig strukturierten Fläche und mit Farben, die dabei leichter ein angenehmes seelisches Empfinden ansprechen können, als dies z.B. mit Kohle erreicht werden könnte.

Die Patientin erlebte dabei einen lange nicht mehr verspürten und schon gänzlich verkümmert geglaubten inneren Bewegungs- und Gestaltungsdrang, der ihr soviel Positivität und Zuversicht zu sich selbst vermittelte,

102

daß sie sich die in der Psychotherapie angesprochenen, von ihr selbst dringend erwünschten Veränderungen in ihrem Tun und Lassen langsam, aber zunehmend sicherer und selbstbewußt vornehmen konnte. Es gelang ihr, eine neue Zuversicht und ein neues Vertrauen zu sich selbst und in die eigenen Gestaltungsmöglichkeiten zu entwickeln. »Ich habe das Gefühl, ich muß die Welt neu abmessen für mich«, konnte die Patientin mit einer neuen spürbaren Vitalität und Lebensfreude von sich sagen. Dabei war die Erfahrung ihrer Umgangs-, Bewegungs-, Veränderungs- und Gestaltungsmöglichkeiten im Formenzeichnen von der Qualität einer präverbalen, anregenden, innovativen, Zuversicht und Selbstvertrauen ermöglichenden Kraft, die sie zunächst ganz unreflektiert, dadurch aber auch unbehindert, gewissermaßen in »Reinform« erleben und empfinden konnte.

In der Psychotherapie hatte die Patientin die Möglichkeit, ihre Erlebnisse aus der Maltherapie in Zusammenhang mit ihren biographischen und psychosozialen Erfahrungen zu reflektieren und zu bearbeiten. So konnte sie aus dem künstlerischen Erleben und ihren reflektierenden biographischen Einsichten ein Ganzes an Selbsterfahrung bilden.

Ein weiteres Beispiel:

Ein 33jähriger Patient leidet seit zwei Jahren unter zunehmenden Angstzuständen, verbunden mit Übelkeit, Zittern, Druck und Engegefühl in der Brust sowie Weinanfällen und einer Erschöpfung bis zur inneren Gelähmtheit. Dabei hat er das Gefühl, daß sich seine angstbesetzten Vorstellungen zu einem ausufernden Eigenleben entwickeln, und dies immer mit der bedrängenden Frage, was noch alles passieren könnte.

Ausgelöst werden diese Angstzustände durch alltägliche, aber als unangenehm erlebte Wahrnehmungen auf der Straße oder im Auto, aber auch durch bestimmte Erinnerungen oder Befürchtungen, dann auch in der eigenen Wohnung. Hauptsächlich entstehen diese Attacken, wenn der Patient allein ist – aber nicht nur, sondern durchaus auch in Gegenwart des Ehepartners.

Gelegentlich konnte sich ein solcher Angstzustand auch bis zu echten Panikattacken mit wild aggressiven Ausbrüchen steigern, in denen er dann nicht mehr Herr seiner Selbst war und alle Kontrolle verloren hatte. Er empfand sich diesen ihn völlig beherrschenden seelischen Geschehnissen gegenüber »ausgeliefert«. Er erlebte sich »uneins mit sich selbst« und konnte seinen Seins-Zustand beschreiben, als ob alles Geschehen in der Welt durch ihn hindurchgehe, er durch all diese Wahrnehmungen in Mitleidenschaft gezogen werde, aber sich nicht erwehren könne. Es gehe alles durch ihn hindurch, ohne daß er es beeinflussen oder verändern oder ihm eine eigene Gestalt geben könnte.

Sich erwehren oder Widerstand bieten, könne er in diesen Situationen nicht – obwohl es ihm in anderen Lebensbereichen kein Problem darstellt, sich energisch durchzusetzen.

Neben der psychotherapeutischen Behandlung bekam der Patient anthroposophische Medikamente und als erstes eine längere Epoche plastisch-therapeutischen Gestaltens; später therapeutische Sprachgestaltung.

Die Überlegung und das therapeutische Ziel waren, dem Patienten auf das sich verselbständigende, formlos ausufernde, ihn überschwemmende und oft ihn mitreißende angstvolle Seelenleben, das sich fast ausschließlich in Vorstellungen und Befürchtungen ausdrückte und zu den angedeuteten vegetativen Begleiterscheinungen führte, eine Antwort und Gestaltungsmöglichkeit in die Hand zu geben. Diese Antwort sollte der pathologischen Tendenz zu Gestaltverlust und Aus-der-Rolle-Fallen, der Tendenz des Sich-ausgeliefert-Fühlens und wehrlos ohne Hülle zu sein und dabei mit sich selbst nicht mehr eins sein zu können, entgegenwirken.

Im plastisch-therapeutischen Gestalten bekam der Patient die Aufgabe, im Laufe der therapeutischen Sitzungen (als Einzeltherapie in der Gruppe) aus einer zunächst zu bildenden Kugel die sogenannten platonischen Körper zu gestalten. Das Formen geschieht aus den eigenen Händen heraus, ohne technische Hilfsmittel. Dazu wird Sensibilität im Tasten, Bewegen, Gleichgewichtsempfinden und auch im Sehen und in der Gestaltwahrnehmung gefördert und im Tun eingeübt.

Der Patient erlebte eine beruhigende Konzentration bei dieser Arbeit und eine langsam wachsende Vertrautheit, so daß er im Laufe der Therapie zu innerer Ruhe, Konzentration und exakter äußerer Gestaltung in der Lage war. Dabei konnte er die Erfahrung machen, daß Kräfte und Fähigkeiten in ihm waren, mit denen er in seinem alltäglichen Leben, das seit zwei Jahren ganz von den Angstattacken beherrscht war, nicht mehr gerechnet hatte. Er fand zu Besonnenheit und Gestaltung aus seinem eigenen Wesen heraus und erlebte, daß er sich nicht mehr verlieren und ausgeliefert fühlen mußte, sondern in sich selbst Halt und Richtung finden konnte; daß er eine Form bestimmen konnte, daß er sein Bewußtsein, seine Geistesgegenwart und die Kontrolle über sich und sein Tun behalten konnte, schließlich daß er mit sich selbst wieder eins war.

Diese Erfahrungen machte der Patient am Plastizierton, der Gewicht hat und Widerstand bietet, aber formbar ist und im eigenen Bilden und Betrachten Halt und Sicherheit geben kann, weil die Formen selbst aus nichts anderem als aus einer immer wieder geübten Tätigkeit der Hände, aus den Gestaltgesetzen des eigenen Körpers heraus entstehen.

In einem nächsten therapeutischen Schritt bekam der Patient Sprachgestaltung verordnet. Damit sollte der vorher von innen nach außen, bis in die feste Materie geführte Gestaltungsprozeß wieder ins Innere des Patienten zurückgenommen werden. Es sollte jetzt nicht mehr die äußere Gestaltungsfähigkeit mit Abgrenzung und Formgebung geübt werden, das Ziel war jetzt vielmehr, die innere Formkraft im rein seelischen Erleben anzuregen und zu üben. Dies kann unter Umständen leichter geschehen, wenn dabei auf eine äußerlich sichtbare stoffliche Gestaltung verzichtet wird. Denn im Gestaltungsprozeß der Sprache ist das Ergebnis immateriell, flüchtig und nicht greifbar, aber hörbar und seelisch geistig erlebbar und nachvollziehbar, wodurch Vertrauen in das eigene innere Wesen entwickelt werden kann. Durch diesen kunsttherapeutischen Gestaltungsprozeß im nichtmateriellen Element der Sprache kann eine Modifikation und Steigerung der seelischen Formkraft aus einem inneren Gestaltungsvermögen angeregt und erreicht werden, wodurch Selbsterleben und Selbstvertrauen neu entwickelt werden können.

Der Patient verlor seine Ängste und gewann eine neue Sicherheit, ein qualitativ erweitertes Selbst- und Weltvertrauen. Neben den anthroposophischen Medikamenten und der regelmäßigen Psychotherapie waren diese beiden nacheinander durchgeführten anthroposophischen Kunsttherapien an diesem therapeutischen Prozeß wesentlich beteiligt.

Rede

Gesprochener Engel,
du noch ungetauftes Wort –
eine Entfernung, die
sichtbar wird:
nicht nur als Licht,
als ein Stück Haut,
als Gefieder,
auch als ein Mund,
der sein Gesicht
vergaß,
als der Umriß

eines Körpers,
so vollkommen, daß ich
noch einmal zu sprechen
beginne:
Du noch ungetauftes Wort.

Peter Härtling

Die anthroposophischen Kunsttherapien erreichen ihre therapeutische Wirksamkeit durch den aktiven und kreativen Übungsprozeß, der gesunde Kräfte und Fähigkeiten im Menschen anregt und im künstlerischen Tun zu einer positiven Tätigkeit und Selbsterfahrung führt.

Neue Erfahrungen und Erlebnisse werden durch ungewohnte, schöpferische Handlungsvarianten in einem künstlerischen Medium ermöglicht. Das bisher gewohnte Erleben und Verhalten wird entscheidend bereichert. Einseitig krankhafte körperliche oder psychische Vorgänge können auf sanfte Weise durch das Engagement des Kranken selbst ausgeglichen oder überwunden werden. Neue Fähigkeiten und Gefühle für den Umgang mit sich selbst und mit den Ereignissen des Lebens können durch kunsttherapeutische Erfahrungen erlangt werden.

Für Indikation und Anwendung der anthroposophischen Kunsttherapien kommt es auf ein Verständnis der Dynamik des Krankheitsprozesses an. Dies erfordert von Ärzten und Therapeuten die Entwicklung einer gemeinsamen Sprache zur wechselseitigen Kommunikation über die Qualitäten und Tendenzen der zu behandelnden Krankheitsprozesse, der zu erreichenden Therapieziele und der anzuwendenden kunsttherapeutischen Verfahren.

Zusammenfassung

In dem hier geschilderten Sinne verstehen sich die anthroposophischen Kunsttherapien nicht nur als psychotherapeutische Verfahren mit gestalterischen, non-verbalen Mitteln, obwohl sie natürlich unbestritten psychotherapeutische Qualitäten haben. Darauf soll später noch eingegangen werden. Sie verstehen sich aber auch nicht nur als bloße körperliche Übungs- oder Trainingsbehandlung, sondern sind im eigentlichen und echten Wortsinne als eine *psychosomatische Therapie* zu verstehen.

Künstlerische Vorgänge ereignen sich immer in der Doppelseitigkeit von

Aktivität und *Erleben*. So haben auch die Kunsttherapien die beiden therapeutischen Qualitäten des Tuns und des Erlebens, der aktiven künstlerischen Gestaltung und der selbst ausgeführten und erlebten therapeutischen Prägung. Es sind die therapeutischen Prinzipien von *Ausdruck* und *Eindruck*, die sich in den anthroposophischen Kunsttherapien fruchtbar ergänzen, ja, synergetisch steigern. Als aktive, kreative, erlebnisorientierte und übende Verfahren sind sie ganzheitlich auf Leib und Leben, Seele und Ich des Menschen wirkende therapeutische Maßnahmen.

Die kunsttherapeutischen Wirkprinzpien

1. Ressourcenaktivierung leiblicher und seelischer Kräfte
2. Positive Selbsterfahrung durch künstlerisches Tun
3. Kreative Erweiterung des Erlebens und Verhaltens aus den künstlerischen Erfahrungen
4. Aktivierung und Innovation von Ich-Stärke und Selbstgestaltungskompetenz

Auf den folgenden Seiten werde die anthropologischen, künstlerischen und therapeutischen Beziehungen in einer Übersicht deutlich gemacht.

Wesensglieder	psychische Wirksamkeit	physische Wirkung u. Prozesse	Krankheits prozesse (psychisch u. physisch)	Krankheits- ebene
Ich	Selbstbewußts. Selbsterkenntnis Selbstbestimmung innere Form- u. Gestaltungskraft eigene Orientierung	Gestaltbildung aufrechte Körperhaltung Konstitution Wärmeorganisat.	Hemmung oder Behinderung des freien individuellen seelisch geistigen Ausdrucks Lähmung Stupor Katsatonie krankhafte, von innen od. von außen kommende »Fremdbeeinflussung« im Seelischen oder körperlichen Geschehen: Entzündung Halluzination	innere Haltung Orientierung bewußte Einstl. zu Krankheit, Leiden und Bio- graphie; Krank- heitserkenntnis Krankheitsein- sicht
Psyche AL	Bewußtsein Interesse Wahrnehmung Empfindung Sympathie Antipathie Leidenschaften Bedürfnisse	Wahrnehmung Erleben Atmung Katabolismus	Hysterie Auflösung Gestaltverlust/ Zerfall/Zerstörung	Krankheits- erleben seel. Verfassung Stimmungslage Leiden Schmerzerleben
Leben Äl	Temperament Erinnern Vergessen Gewohnheiten Vitalität Triebe Traumbewußtsein	Vitalität Regeneration fließende Prozesse Sekretion Stoffwechsel Anabolismus Wachstum Erhaltung Reproduktion	Eigenleben außerh. der körperl.-seel. Gesamtzusammen- hangs: Wucherung Carzinom Schwere Lasten Bedrückung Depression	Funktionsstörung leiblich-funk- tionelles Befinden
Leib physisch	Instinkt Fixieren Erstarren Schlafbewußtsein	Ernährung Aufnahme Ablagerung Verhärtung feste Form	Verfestigung Fixierung Phobie Zwang Sucht Ablagerung Verhärtung Sklerose Steinbildung Deformierung Mißbildung	organisch- morphologischer Krankheitsbe- fund Organgestalt- Veränderung

AL = Astralleib = seel. Organisation
ÄL = Ätherleib = Lebensorganisation

108

Anthropologische Beziehung	Künste	Qualitäten	Therapeutische Ziele
individuelle seelisch geistige Prozesse und Fähigkeiten; sich Haltung und Richtung geben	Dichtung	überindividuelle Gesetzmäßigkeiten individueller Ausdruck persönliche Gestaltung überpersönliche Bedeutung Thema Ordnung Organisation Variation	innere Selbstgestaltung der leiblich-seelischen Konstitution Selbsterleben und innere Formkraft stärken innere Richtung anregen
zeitliche, rhythmische organische und psychische Prozesse	Musik	Zeitgestalt Rhythmus Übergänge Beziehungen Verhältnisse Licht leicht farbig	Ordnen Rhythmisieren Harmonisieren Regulieren Bewegen innerlich beleben
stoffliche Organfunktionen, Lebensprozesse	Malerei	empfindsam belebt bewegt fließend veränderlich	auflösen und umgestalten Beziehungen schaffen Wandlungsfähigkeit üben
	Zeichnung	wandelbar Proportionen Fläche	Symmetrie Veränderung durch Bewegung
Organformen Formbeziehung Oberfläche Haut Leibgestalt	Plastik	Oberfläche Grenze Metamorphose Formprozesse Gestalt ruhend körperlich räumlich (oben–unten) (innen–außen) materiell	Orientierung im Raum Haut bilden Ruhe erleben Formen Gestalten Entwicklung Festigen Prägen Stützen
Skelettsystem Raumorientierung	Architektur	schwer fest Lasten und Tragen Stützen und Schützen	Halt finden Schutz schaffen Raum bilden

Wie alles in Medizin und Kunst in ständiger Entwicklung ist, so kann auch eine solche Zusammenfassung nur einen vorläufigen und unvollständigen Charakter haben – denn sie ist für weitere Entwicklung offen. Sie soll nur dazu anregen, lebendig und beweglich mit den angedeuteten Beziehungen umzugehen.

Die therapeutischen Instrumente in der Hand des Arztes

Diagnostische Instrumente

Welcher Instrumente können wir uns bedienen, wenn wir ärztlich tätig sind?

Die Situation ist in der Regel folgende: Ein Patient kommt in das Sprechzimmer unserer Praxis oder Ambulanz – oder wir treten in der Klinik an das Bett eines Kranken. Der Patient bringt etwas mit. Wir wollen und sollen es erfahren, verstehen, durchschauen, erkennen und dann darauf eingehen, damit umgehen, es behandeln, lindern, therapieren, wieder heil machen.

Das erste Instrument, das wir dabei einsetzen, ist unser Auge, unser Sehsinn. Ihn setzen wir in Tätigkeit, mit ihm nehmen wir Aussehen und Gestalt des Kranken wahr, beobachten seine Bewegungen und Verhaltensäußerungen, seine Veränderungen in Haltung, Mimik, Gestik und Hautfarbe. Wir tasten ihn gewissermaßen mit unserem Auge ab und suchen dabei auch etwas von seinem Inneren zu erfassen. Damit sind schon mehr Sinne aktiviert worden als nur der Sehsinn, nämlich auch der Tastsinn und der Eigenbewegungssinn. Darüber hinaus ist in der Begegnung mit dem Patienten im Erkennen seiner Persönlichkeit auch noch unser Ich-Sinn tätig.

Als zweites Instrument werden wir in den meisten Fällen unsere Sprache einsetzen, indem wir den Patienten auffordern, uns in seinen Worten etwas von sich, seinem Leiden, seinem Zustand zu berichten.

Dies fordert dann als weitere von uns einzusetzende Instrumente unseren Hörsinn, Sprachsinn und Gedankensinn heraus, um die sprachlichen Äußerungen unseres Patienten zu hören, zu verstehen und deuten zu können.

Beim nächsten Schritt, der körperlichen Untersuchung, setzen wir weitere Sinne instrumentell in Tätigkeit: unseren Tastsinn und Wärmesinn, unseren Eigenbewegungs- und Gleichgewichtssinn, unseren Geruchssinn und – mindestens im übertragenen Sinn – auch unseren Geschmackssinn sowie, nachempfindend und mitleidend, auch unseren eigenen Lebenssinn.

All diese Sinnestätigkeiten dienen zunächst eindeutig dem ersten ärztlichen Ziel: der Diagnose, das heißt dem Durchschauen, Erkennen und Verstehen der pathischen Zusammenhänge des Krankseins und Leidens unserer Patienten.

110

Im weiteren diagnostischen Vorgehen setzen wir instrumentelle Verfeinerungen und Spezialisierungen unserer Sinne über diagnostisch technische Apparate ein.

Allgemeine therapeutische Instrumente

Die Schritte ärztlichen Handelns, die Diagose mit einbeziehend und über sie hinausgehend, bis zu allen ärztlich-therapeutischen Aufgaben und Zielen seien im folgenden in einer annähernd chronologischen Reihenfolge festgehalten:

1. Erkennen (Diagnose)
2. Verstehen
3. Durchschauen
4. Erklären
5. Vorbeugen (Prävention), wenn möglich
6. Verhüten
7. Retten (Notfallmedizin)
8. Helfen (Medizin im allgemeinen)
9. Heilen
10. Lindern
11. Erhalten
12. Unterstützen
13. Wiederherstellen (Rehabilitation)
14. Nachsorgen
15. Begleiten

Diese Tätigkeitsbereiche, Qualitäten und Ziele ärztlichen Handelns erfordern vom Arzt den Einsatz der verschiedensten Instrumente.

Im therapeutischen Kontext sind es die gleichen, die er im Rahmen seiner diagnostischen Tätigkeit eingesetzt hat: nämlich seine Sinne, seine Sprache und im Zusammenhang damit sein Verstand, seine Vernunft und Lebenserfahrung. Außerdem Empathie, das heißt die Fähigkeit des Mitfühlens, des emotionalen Mitgehens mit den seelischen Schwingungen des Patienten, eine Mitleidensfähigkeit im Sinne eines Mitwissens um sein inneres Leben, Erleben und Leiden.

Im diagnostischen Einsatz betätigen wir unsere Sinne einzeln und erhalten dadurch Informationen, die es uns erlauben, Schlüsse über den Zustand unseres Patienten oder eines bestimmten Organes oder Funktionsbereiches zu ziehen. Im Verlauf eines diagnostischen Bildes tragen wir die Daten der verschiedenen Einzelsinneserkennnisse zusammen und bringen sie in Verbindung miteinander, um eine vollständige und möglichst lebensnahe (nicht abstrakte oder nur wissenschaftlich relevante) Diagnose zu bekommen, die uns als Handlungsanweisung für unser weiteres ärztliches Tun dienen kann.

Als nächsten Schritt möchte ich einen Überblick über die verschiedenen therapeutischen Instrumente in der Hand des Arztes geben: Das *erste* und gewissermaßen äußerste und am Äußersten ansetzende *therapeutische Instrument* ist der operative Eingriff. Dabei wird der Operateur vorzugsweise Sehsinn und Tastsinn einsetzen, aber auch Eigenbewegungssinn, Gleichgewichtssinn, Wärmesinn, Geruchssinn (Geschmackssinn, Lebenssinn) und gelegentlich auch den Hörsinn. Einige der genannten Sinne kann er durch spezielle Instrumente noch verfeinern, steigern und durch die verschiedensten Operationsinstrumente vom Skalpell bis zum Operationsmikroskop differenziert weiterentwickeln.

Ein *zweites therapeutisches Instrument* sind die äußeren Anwendungen, auf die Rudolf Steiner in seinem ersten Medizinerkurs ganz besonderen Wert legte.[29] Es handelt sich dabei um Anwendungen, die über die Haut und die Körperoberfläche allgemein oder lokal auf den Leib, ein bestimmtes Organsystem, auf ein bestimmtes Organ oder eine bestimmte Körperregion einwirken. Dazu gehören Bäder und Massagen, Einreibungen und Auflagen, Wickel und Wärmeanwendungen verschiedenster Art. Dabei kommt es zunächst primär auf die Wirksamkeit der grundlegenden Elementarqualitäten feucht, trocken, kalt und warm an und in zweiter Linie auf den besonderen stofflichen Zusatz, der dann über das Sinnesorgan der Haut auf den Leib und den Lebenssinn wie auch auf die Lebens- und Organfunktionen des Kranken einwirkt.

Während bei der ersten therapeutischen Stufe, dem operativen Eingriff, die Sinne des Patienten bewußt nach Möglichkeit vollkommen ausgeschaltet werden (Anästhesie und Narkose), spielen die Sinneswahrnehmungen bei der zweiten therapeutischen Ebene, den äußeren Anwendungen, eine ganz entscheidende Rolle für deren Wirksamkeit.

Das *dritte therapeutische Instrument* in der Hand des Arztes, das sich in gewisser Weise an die äußeren Anwendungen anschließt und den Weg nach innen, in den Organismus, und hier in die Stoffwechselorgane, die Verdauungsorgane hineingeht, ist der Bereich der Ernährung, im besonderen der therapeutischen Diäten. Unter Berücksichtigung des Alters und der körperlichen Verfassung, der Krankheitsdispositionen, Krankheitsneigungen, Schwächen, funktionellen Störungen oder manifester organischer Erkrankungen kann der Arzt Hinweise und Ratschläge zur Ernährungsweise, zur Verwendung bestimmter Nahrungsmittel oder deren Zubereitung geben oder schließlich ganz spezifische Diäten verordnen. Es ist offensichtlich, daß für das Einhalten diätetischer Empfehlungen das Sinnesleben, insbesondere der Geschmackssinn, der Geruchssinn und der Lebenssinn eine ganz entscheidende Rolle spielen, worauf der Arzt bei seinen Ratschlägen und Verordnungen zu achten hat.

Die *vierte therapeutische Instrumentalebene* in der Hand des Arztes ist die medikamentöse Therapie, seine eigentliche Domäne.

Für das Finden und Zubereiten von Arzneimitteln aus den Naturreichen und in abgewandelter Weise auch für die Herstellung von Medikamenten im synthetischen Bereich spielen die Sinne und Sinnesqualitäten des Arztes bzw. des Pharmazeuten wiederum eine wesentliche Rolle, auch wenn die einfachen organischen Sinne heute in der Arzneimittelherstellung durch subtile Differenzierung chemischer Sinne weiterentwickelt und verfeinert sind (apparative, chemische und analytische Verfahren).

Bei der Verordnung eines Heilmittels benutzt der Arzt hauptsächlich das Instrument seines Verstandes und sein Intuitionsvermögen, um aus seiner Diagnose zu einem angemessenen therapeutischen Handeln, in diesem Falle der Verordnung eines geeigneten Medikamentes zu kommen. Erst danach setzt beim Patienten, der das Medikament einnehmen soll, wieder die Tätigkeit verschiedener Sinne ein. Was der Patient an Sinneserfahrungen und Qualitäten durch die Einnahme der Medikamente erlebt, spielt eine wesentliche Rolle für die Kooperation mit dem Arzt und für die Motivation, das heißt seine Bereitschaft, eine verordnete Medizin auch tatsächlich einzunehmen. Hier kann die Wahrnehmung durch einen einzelnen Sinn – Geschmackssinn, Lebenssinn, Gleichgewichtssinn oder Eigenbewegungssinn – zum Beispiel im Erleben einer Nebenwirkung ganz entscheidende Folgen für die weitere Therapie haben.

Mit dem Schritt zu den *künstlerischen Therapien* erreichen wir eine neue Ebene und Qualität: Sind die operativen Eingriffe und die medikamentöse Therapie als therapeutische Instrumente ganz in der Hand des Arztes, so beginnt schon bei den äußeren Anwendungen und der Diät eine Delegation vom Arzt an andere ausführende Berufe (Heilhilfsberufe, Medizinalfachberufe, Pflegende, Physiotherapeuten, Diätassistentinnen); so werden auch die

Kunsttherapien und die Heileurythmie (in der Regel) nicht vom Arzt selbst mit dem Patienten ausgeführt, sondern durch ihn verordnet und an entsprechend ausgebildete Therapeuten delegiert, das heißt der Arzt stellt aufgrund seiner Diagnose die Indikation zur Anwendung einer bestimmten Kunsttherapie oder der Heileurythmie.

Das entscheidend Neue an den Kunsttherapien und der Heileurythmie ist aber, daß der Patient diese Therapien nicht mehr passiv erfährt oder »erleidet«, indem sie an ihm oder mit ihm »gemacht« werden und er selbst dabei passiv bleiben kann. Vielmehr ist hier das eigene Tun des Patienten gefordert, seine Aktivität, sein Engagement, sich selbst handelnd, bewegend, übend und erlebend in seinen Gesundungsprozeß einzubringen und diesen mitzugestalten. Von dieser Aktivität, die nur in besonderen Fällen vom Therapeuten stellvertretend für den Patienten übernommen werden kann (zum Beispiel bei bewußtlosen, schwerstkranken oder moribunden Patienten), leben die Kunsttherapien und die Heileurythmie. Darin liegt ein wesentliches Wirkprinzip dieser Therapien. Der Kranke wird in zweierlei Hinsicht aktiv: nämlich in produktiver und in rezeptiver Hinsicht, das heißt im Tun und im Erleben des Tuns.

Dabei ist zu bedenken, daß die Modifikation von einem rein künstlerischen Prozeß zu einem spezifischen therapeutischen Vorgang in den verschiedenen Künsten unterschiedlich tiefgreifend ist. Offenbar ist z. B. die Modifikation von der Kunsteurythmie zur Heileurythmie besonders gravierend.

Allgemein gilt aber, daß die Prozesse und Qualitäten der Künste, einschließlich der Eurythmie, Prozessen und Qualitäten des gesunden menschlichen, leiblichen und seelisch-geistigen Organismus entsprechen, weil die klassischen Künste wie auch die neuen kommenden Künste Ausdruck des Wirksamwerdens von Gesetzmäßigkeiten der menschlichen Seinsebenen (Wesensglieder) sind. Diese Gesetzmäßigkeiten können im Menschen selber in Gestalt und Funktion oder *durch* ihn als Ausdruck und Verwirklichung seiner Qualitäten und Fähigkeiten, letztlich seines Wesens in Erscheinung treten.

Diese Erscheinungsformen in der Welt sind die Künste: von der Architektur bis gegenwärtig zur Eurythmie.

Aktives Gestalten und aktives Erleben sind entscheidende, neue Wirkprinzipien der Kunsttherapien und der Heileurythmie im Unterschied zu den anderen therapeutischen Instrumenten, wobei das seelische Erleben am künstlerischen oder eurythmischen Tun zwei verschiedene Qualitäten hat:

114

zum einen die Qualität des unbewußten, leiblichen Erlebens, insbesondere als Folge und Ergebnis des therapeutischen Übens; zum anderen das bewußte seelisch-geistige Erleben, Fühlen und Verarbeiten des künstlerischen Tuns, wodurch der Patient etwas in sich und über sich erlebt, erfährt und erkennen kann. Dies kann im weiteren Verlauf der Therapie angesprochen und bearbeitet, das heißt gemildert, verstärkt, ergänzt, modifiziert werden.

Ein nächstes *therapeutisches Instrument* hat der Arzt mit dem Bereich der sogenannte Diätetik, das heißt mit seinen Möglichkeiten zu Anweisungen, Hinweisen, Empfehlungen, Ratschlägen oder Aufforderungen in bezug auf Lebensgewohnheiten, Handlungen, Verhaltensweisen, Erwartungen oder Gewohnheiten. In diesem Bereich der Diätetik – im konkreten Falle zu den Hinweisen einer gesunden Lebensführung – appelliert der Arzt an die Einsichtsfähigkeit und Vernunft des Kranken wie auch an seine Bereitschaft, an den Lebensgewohnheiten etwas zu ändern.

Ein *siebtes therapeutisches Instrument* in der Hand des Arztes ist die Psychotherapie. Dabei setzt er wiederum mehrere seiner Sinne ein, um den Patienten in seiner Ganzheit – leiblich, seelisch, geistig und sozial – wahrzunehmen und dann überwiegend durch die Sprache die Begegnung weiterzuführen und weiterzuentwickeln. Über Empathie und Einsichtsvermögen, Fragen, Zuhören und Verstehen gibt es noch weitere instrumentelle Bestandteile der Psychotherapie, die sich an die Besinnungsfähigkeit und die Bereitschaft zur Vergegenwärtigung der Vergangenheit des Patienten richten, aber auch an die Klärung von Erlebtem, an die Bearbeitung und Bewältigung von emotionalen, sozialen und biographischen Problemen oder Krisen wie auch an die zukunftsorientierte Entwicklung von neuen Gesichtspunkten oder Fähigkeiten.

Einsicht und Besinnung, Reflexion, Introspektion und Verbalisierungsfähigkeiten sind hierbei wesentliche Instrumente, die der Patient im Rahmen einer Psychotherapie entwickeln, einsetzen und gebrauchen muß.

Als ein *letztes therapeutisches Instrument* sehe ich die Hinweise und Hilfestellungen zu geistigen, meditativen Übungen, die der Arzt einem Patienten an die Hand bzw. in sein Bewußtsein geben kann, wobei es ganz wesentlich darauf ankommt, daß die Übung von seiten des Arztes einer echten therapeutischen Intuition entspringt und daß der Patient die Übung auch wirklich macht. Es ist deutlich, daß auf dieser therapeutischen Ebene die Motivation und Willensstärke des Patienten weit mehr als Einsicht das entscheidende Wirkprinzip darstellt.

Die beschriebenen therapeutischen Instrumente beziehen sich auf krankhafte Prozesse im Menschen, die Leib und Leben, aber auch sein Seelenleben betreffen können. So wie wir gewohnt sind, vom physischen Leib als einem Organismus mit verschiedenen Organen und Organfunktionen zu sprechen, so müssen wir auch anerkennen, daß es einen überphysischen, seelischen Organismus mit seelischen Organen und Funktionen gibt, die wir in diesem Fall besser Fähigkeiten nennen.

Die verschiedenen therapeutischen Instrumente des Arztes, die er zur Behandlung von leiblichen oder seelischen Krankheiten einsetzen kann, wirken in differenzierter Weise auf die physischen und psychischen Organe bzw. deren Funktionen und Fähigkeiten.

Von den Grenzen der therapeutischen Instrumente

In der ärztlichen Erfahrung zeigt sich, daß die einzelnen therapeutischen Instrumente in der Anwendung am Patienten ihre Grenzen haben, die wir mit eben diesem therapeutischen Instrument nicht überschreiten können.

Der Operateur, der ein leibliches Organ entfernen oder an ihm operieren möchte, muß sich nach den Gesetzen des Lebens insgesamt wie auch des betreffenden Organs richten, das heißt nach der Organfunktion, seiner Blutversorgung und seiner nervösen Versorgung. Die Gesetze des Lebens bilden die Grenzen für einen operativen Eingriff am physischen Organismus.

Die äußeren Anwendungen, die sich an lokale Organprozesse oder allgemeine Lebensprozesse des physischen Organismus wenden, können nur innerhalb der Reaktionsmöglichkeiten dieser Lebensprozesse wirksam werden und finden dort wie auch am seelischen Erleben des Patienten ihre Grenzen.

Bei dem therapeutischen Instrument der Diät- und Ernährungsratschläge liegen die Grenzen in der Verträglichkeit im physiologischen wie im psychologischen Sinne, das heißt Nahrungseinschränkungen und Diäten, die den Patienten zu einseitig oder wider den Geschmack sind, werden meist nicht lange eingehalten und führen immer wieder zu Übertretungen oder Diätfehlern.

Die Grenzen der medikamentösen Therapie, die sich ja insbesondere an Organfunktionen, Lebensprozesse und leiblich-seelisches Befinden richtet, haben die entscheidende Grenze ihrer Einsatzmöglichkeit im seelischen Erleben des Patienten, das sich sehr viel weniger an der Wirksamkeit des

Medikamentes als an seiner Verträglichkeit und seinen Nebenwirkungen, seinem Geschmack oder Aussehen oder anderen irrationalen Eigenschaften entzündet. Die Bereitschaft von Patienten, die vom Arzt verordneten Medikamente einzunehmen, ist ein psychologisches Phänomen bzw. Problem. Und in diesen oft unergründlichen Gesetzen des individuellen Seelenlebens liegen die Grenzen der medikamentösen Therapiemöglichkeiten des Arztes. Dazu kommt, daß sich heute immer mehr Patienten nicht mehr nur passiv behandeln lassen wollen, sondern sich selbst aktiv in ihren Gesundungsprozeß einbringen möchten, indem sie selbst etwas dazu tun. Auch dies ist eine psychologische Grenze für die Arzneimittel-Therapie. Diese bedeutende therapeutische Grenze kann durch die Verordnung von künstlerischen Therapien ebenso überwunden werden wie auch die vorher beschriebenen Grenzen immer durch eine therapeutische Maßnahme der nächsten instrumentellen Ebene aufgehoben werden können.

Die künstlerischen Therapien, die für den Patienten aktive und erlebnisorientierte Übungstherapien sind, haben aber auch ihre Grenze, und zwar dort, wo der Patient nicht mehr nur tun und erleben will, sondern auch in seinem Verständnis und in seiner Einsicht angesprochen werden möchte. Hier bietet sich als nächstes therapeutisches Instrument zunächst die allgemeine Lebens- und Seelendiätetik an, die an die Einsicht in bezug auf einen überschaubaren Teil der Lebensgestaltung appelliert und mit möglichst konkreten einfachen Handlungsanweisungen oder Empfehlungen arbeitet. In vielen Fällen ist diese Möglichkeit einer seelischen Diätetik heute nicht mehr ausreichend, zum Teil, weil die Willensfähigkeiten der Patienten, wirkliche Veränderungen im Leben einzuführen, häufig zu schwach ausgeprägt sind, zum anderen Teil, weil die Verhältnisse, und zwar die Lebensverhältnisse wie auch die psychischen Verhältnissee der Menschen heute sicher weitaus komplizierter sind als in früheren Zeiten und deshalb diätetische Empfehlungen im weitesten Sinne nicht mehr ausreichen. Dann ist als nächstes therapeutisches Instrument die Psychotherapie gefordert. Sie wendet sich an die Einsicht und Reflexionsmöglichkeit des Patienten, setzt aber seine Bereitschaft und Motivation zu oft langdauernder, anstrengender psychischer Arbeit an sich selbst voraus.

Auch dieses therapeutische Instrument hat seine Grenze, und zwar dort, wo es um die tatsächliche Umsetzung erkannter Zusammenhänge und Notwendigkeiten in das eigene Handeln, in das eigene Leben, geht. Die Möglichkeit, vom Kopf, vom Verstehen wieder in die Hand und zur Handlung zu kommen, den Willen zu stärken, bietet das nächste therapeutische Instrument mit den Hinweisen und Anleitungen zu seelisch-geistigen, gelegentlich praktisch bildhaften und – oder – meditativen Übungen.

Mit diesem Versuch einer phänomenologischen Beschreibung der therapeutischen Instrumente in der Hand des Arztes wollte ich deren Vielfalt aufzeigen und deutlich machen, daß es darunter für den Patienten passive und aktive Therapien gibt, daß jedes therapeutische Instrument einen eigenen, primären Wirkungsbereich hat, aber von diesem aus in die anderen Bereiche einwirken kann; daß aber auch jedes therapeutische Instrument seine Grenze hat, die nur durch dasjenige der nächsten Ebene überwunden werden kann.

So haben die anthroposophischen Kunsttherapien und die Heileurythmie einen ganz bestimmten Stellenwert innerhalb der therapeutischen Instrumente des anthroposophischen Arztes. Sie fordern die Aktivität des Patienten, seine Übungsbereitschaft und seine Erlebnisfähigkeit als Grundlage für ihre therapeutische Wirksamkeit.

Kunsttherapie – Psychotherapie

Gemeinsamkeiten und Unterschiede –
eine Standortbeschreibung

Hätte man vor fünfzig Jahren eine statistische Erhebung über Herkunft und Ausbildung der kunsttherapeutisch Tätigen gemacht, so wären dies in Deutschland zum größten Teil anthroposophische Therapeuten gewesen. Würde man eine solche Erhebung heute durchführen, ergäbe sich wohl, daß die Mehrzahl der Kunsttherapeuten eine nichtanthroposophische Ausbildung und Richtung vertreten. Die Situation hat sich enorm gewandelt.

Faßt man die verschiedenen Strömungen, Richtungen, Schulen und Ansätze der Kunsttherapie zusammen, so zeigt sich, daß der anthroposophische kunsttherapeutische Ansatz einer unter vielen ist. Die allermeisten verstehen sich heute als eine Form der Psychotherapie. Das ist nicht verwunderlich, gibt es doch innerhalb unserer modernen Medizin die diagnostische wie therapeutische Dualität von Naturwissenschaft und Psychologie, von Körpermedizin und Psychiatrie, von Hightech-Therapie und Psychotherapie, von physischer, stofflich-medikamentöser Therapie und psychischen Therapieverfahren.

So ist es durchaus verständlich und naheliegend, daß sich in unserem Medizinbetrieb alle *nicht* medikamentösen, physikalischen oder technischen Therapieverfahren der Gruppe der psychotherapeutischen Methoden zugehörig fühlen.

Schließlich hat sich die Szene in der Psychotherapie als solcher ebenfalls in den vergangenen Jahrzehnten auffallend verändert. Hier gibt es inzwischen ein noch größere und noch unüberschaubarere Vielfalt an Methoden, als es in der kunsttherapeutischen Szene der Fall ist. So hat sich auch das Verständnis von Psychotherapie als einer zu einer vertieften Einsicht führenden, verbalisierenden therapeutischen Methode gehörig erweitert.

Suchen wir nach einer Definition, was Psychotherapie ist, so finden wir von I. H. Schulz die einfachste und einprägsamste Definition: »Psychotherapie ist die Behandlung kranker Menschen mit psychologischen Mitteln.« Eine etwas schwierigere Definition gibt es neuerdings von Lohmann: »Psychotherapie ist ein geplanter Interaktionsprozeß zwischen Therapeut und Klient, in dessen Verlauf der Therapeut spezifische, wissenschaftlich begründete psychotherapeutische Techniken und Vorgehensweisen einsetzt, um den unerwünschten Zustand des Klienten in Richtung auf einen zu bestimmenden Sollzustand zu verändern.«

Diese beiden Definitionen gehen von einem sehr weiten Verständnis von Psychotherapie aus. Es gibt demgegenüber auch noch eine engere Sicht, die nur spezifische Therapiemethoden einschließt, die entweder der klassischen psychoanalytischen Methode entsprechen oder von ihr ausgehen und modifiziert sind, oder auf eine gezielte strukturierte Beeinflussung des Verhaltens orientiert sind. Psychotherapie im engeren und derzeit noch gültigen »kassenrechtlichen« Sinn bezieht sich nur auf die beiden polaren Therapierichtung der Psychoanalyse oder Tiefenpsychologie und der Verhaltenstherapie. Nur diese psychotherapeutischen Verfahren werden zur Zeit von den Krankenkassen bezahlt.

In dieses engere Psychotherapieverständnis würden sicherlich nur wenige kunsttherapeutische Richtungen mit hineingehören.

Dagegen ist es im Rahmen der weiten Psychotherapiedefinition nach I. H. Schulz oder auch nach Lohmann leichter, Kunsttherapie als psychotherapeutisches Verfahren zu verstehen. Obwohl es natürlich eine Frage ist, ob gemäß der Beschreibung von Lohmann Kunsttherapie als eine Technik und Vorgehensweise angesehen werden kann, die einen unerwünschten Zustand des Klienten in Richtung auf einen zu bestimmenden Sollzustand zu verändern in der Lage ist und dies auch anstrebt; oder, noch grundsätzlicher, ausgehend von der Definition von Schulz, daß Psychotherapie die Behandlung kranker Menschen mit psychologischen Mitteln ist: ob dem so einfach zuzustimmen ist, daß Kunst ein »psychologisches Mittel« ist, bzw. ob Kunst *nur* ein »psychologisches Mittel« ist.

Nach wie vor ist es überwiegendes Verständnis der psychotherapeutischen Richtungen, daß ihre Methoden neben Introspektion, Selbsterfahrung, Reflexion und Erinnerungsarbeit auch das verbalisierte, das heißt in Worten ausgedrückte Verarbeiten der Erfahrungen oder Einsichten beinhaltet. Nach Grawe[30] geht es in einem allgemeinsten Verständnis von Psychotherapie immer um drei Perspektiven:

1. Um die Problembewältigungsperspektive. Das betrifft vornehmlich Bewußtseinsstrukturen des Patienten; das heißt ob er etwas, einen Zusammenhang sehen bzw. einsehen kann oder nicht.

120

2. Geht es um die Klärungsperspektive. Darunter versteht Grawe einen motivationalen, also willentlichen Bezug zu unbewußten oder bewußten Zielen des Patienten.
3. Geht es um die Beziehungsperspektive, insofern sich alle Einsichten, Ziele und Möglichkeiten des Patienten immer in seinem Beziehungsgefüge ausdrücken, d.h. immer auch zwischenmenschliche Bedeutung haben.

Grawe beschreibt mit diesen Perspektiven den therapeutischen Raum schlechthin. Aber er läßt offen, wie und mit welchen Hilfsmitteln sich ein Therapeut in diesem Raum bewegt. Die genannten Perspektiven sind tatsächlich so allgemein, sowohl menschlich wie auch therapeutisch, daß jedes therapeutische Setting, so auch jedes kunsttherapeutische Setting unter diese Gliederung fällt. Dennoch meine ich, daß es Unterschiede zwischen Psychotherapie und Kunsttherapie gibt, je nachdem, mit welchen Mitteln der Therapeut in den Perspektiven von Problembewältigung, Klärung und Beziehung arbeitet.

Nicht durch die Beschreibung des allgemeinen Rahmens charakterisieren oder differenzieren wir die verschiedenen therapeutischen Methoden, sondern durch die Kennzeichnung der therapeutischen Medien, Möglichkeiten und Ziele.

Im Falle der Kunsttherapien sind es künstlerische Mittel, künstlerische Prozesse, die modifiziert und nach bestimmten, krankheitsprozeßspezifischen Therapiezielen differenziert angewandt werden.

Die Künste aber sind sicher nicht nur psychische Mittel. Sie übergreifen und erweitern den Bereich des nur Psychischen; sie sind auch physisch, geistig, sozial und auch kosmisch. Deshalb sind ihre Wirkungen, obwohl immer auch psychologisch, doch niemals nur psychologisch. Die kunsttherapeutischen Wirkungen gehen nicht ausschließlich über das psychische Erleben – obwohl auch nie ohne dieses. Infolge ihrer in diesem Buch von mehreren Seiten schon beschriebenen anthropologischen Beziehungen zeigen sie vielmehr auch unmittelbare und direkte physiologische Beziehungen, Zusammenhänge und Wirkungsmöglichkeiten.

In den eher klassisch zu nennenden psychotherapeutischen Richtungen, den tiefenpsychologischen und den verhaltenstherapeutischen oder kognitiven Verfahren, geht es um Aufdecken und Durcharbeiten unbewußter Inhalte und Erfahrungen; oder um das Durchschauen, Verstehen, Beeinflussen und Verändern krankhafter oder unerwünschter Verhaltensweisen. Das Ziel ist eine Vertiefung, Reifung und Weiterentwicklung der Persönlichkeit oder die Überwindung von erlerntem oder angewöhntem Fehlverhalten, was ebenfalls zu einer Weiterentwicklung der Persönlichkeit führen kann.

Die diversen psychotherapeutischen Richtungen bedienen sich verschiedener Mittel: wie z.B. des Gesprächs, der Empathie, übender Verfahren und kreativer Möglichkeiten. Des weiteren kann der psychotherapeutische Prozeß unterschieden werden im Sinne von Einsichtsförderung, Aufdeckung, Ermutigung, Suggestion, Entspannung, Unterstützung, Umlernen.

Schließlich können die Methoden der Psychotherapie unterschieden werden in stützende (supportive) Psychotherapie, umstrukturierende (rekonstruktive) Psychotherapie und umschuldende (reedukative) Psychotherapie.

Nach dem Handwörterbuch für Psychiatrie von 1992 gehören die künstlerischen Therapien als Gestaltungstherapien, die Musiktherapie, Bewegungstherapien, Entspannungstherapien und die Ergotherapie zu psychotherapeutischen Verfahren in Einzel- und Gruppensituationen, die unter die genannten Definitionen und Unterscheidungen zu subsummieren wären.

Für mich bleibt dabei die Frage, ob Kunsttherapie nur als Psychotherapie zu beschreiben ist, denn das hieße, das Phänomen Kunst und damit alle Künste und künstlerischen Elemente, Qualitäten und Mittel auf bloß psychische Mittel zu reduzieren. Ich halte es für einen beklemmenden und beängstigenden wissenschaftlichen Reduktionismus, Kunst nur als psychologisches Phänomen deuten zu wollen.

Kunst ist sicherlich ein seelisches Phänomen im Sinne eines seelischen Erlebnisses. Das ist keine Frage. Deshalb kann Kunsttherapie auch unter Psychotherapie subsummiert werden, wenn wir deren weiteste Definition zugrunde legen und nach dem kleinsten gemeinsamen Nenner aller nichtstofflichen therapeutischen Verfahren suchen. Dann ist Kunsttherapie sicher eher eine Psychotherapie als eine medikamentöse, physikalische oder technische Therapie. Aber ich glaube, das Wesen der Kunsttherapie wird damit nicht erfaßt, sondern aus dem Gesichtsfeld verloren.

Ist denn Kunst wirklich nur ein seelisches Erlebnis, nur ein psychisches Geschehen? Ist das Wesen von Kunst erfaßt, wenn wir es nur als ein psychologisches Phänomen beschreiben? Kunst betrifft doch den ganzen Menschen, Leib und Seele, sein Ich, sein Leben, seine sozialen Beziehungen, seine biographische Entwicklung und seine Beziehungsmöglichkeiten zum Kosmos, seine Religiosität und seine Spiritualität.

Das Wesen der Kunst umfaßt den Menschen und darüber hinaus den Kosmos der geistigen Welt, mit dem der Mensch in Berührung ist. Und

122

insofern gilt es auch bei der Kunsttherapie, bei der Therapie mit künstlerischen Mitteln, einen weiten Horizont im Auge zu behalten. Kunsttherapie greift in das Leben des Menschen ein, und zwar im biologisch-physiologischen Sinne ebenso wie im psychologisch-geistig, biographischen Sinn. Kunst ist untrennbar mit dem menschlichen Leben, mit Entwicklung und Wandlung verbunden – und zwar existentiell.

Damit dies nicht zu abstrakt und theoretisch bleibt, sei hier eine kurze Geschichte erzählt:

Die Geschichte handelt von einem jungen Mann, Anfang dreißig, einem noch unbekannten, aber sicherlich begabten Maler. Ich will ihn Franz nennen. Es war sein Wunsch, eine Zeitlang in Paris zu leben und zu malen; so bezog er eine Mansardenwohnung am Montmartre und lernte viele andere Künstler seiner Zeit, Maler und Dichter, kennen. Er selbst interessierte sich nicht für Blumenbilder oder Stilleben; auch Landschaften hatten es ihm nicht besonders angetan. Sein Sujet war der Mensch. Er wollte Menschenmaler werden, Menschenbilder malen. Sein Ziel war, ein großer Porträtist zu werden.

So ging er in Restaurants und Cafés, auf Plätze und Bahnhöfe und zeichnete, skizzierte, malte und porträtierte die Menschen, die er beobachtete. Es war ihm eine Genugtuung und ein Vergnügen, eine Aufforderung und eine Lust, eine Bedrohung, ein Verlangen und ein Zwang, all die Menschen, auf die sein Auge traf, aufzunehmen und wiederzugeben in Linien, Formen und Farben. In seinem Atelier zeichnete er Typen von Menschen, die er gesehen, beobachtet oder auch nur vorgestellt, ausgedacht, sich in seiner Phantasie ausgemalt hatte. Solche Menschentypen könnte es geben, meinte er; sollte es geben, müßte es geben. Er malte natürlich auch nach Modellen in seinem Atelier. Und eines seiner Lieblingsmodelle wurde seine Geliebte und dann seine Frau.

Zuerst malte er sie, wie er sie sah;

dann malte er sie so, wie sie aussah;

schließlich ging er dazu über, sie so zu malen, wie sie auch sein könnte, wie er sie sehen wollte, wie sie sein sollte. Sein Malstil veränderte sich, wechselte, schwankte, und seine Bilder waren schwierig und nicht leicht zu verstehen oder zu genießen. Seine Frau litt unter den Veränderungen und Verformungen ihres Wesens in seinen Bildern. Sie wollte sich von ihm lösen, sich freimachen, aber es ging nicht mehr. Sie schien an ihn gebunden, während er sich malend über sie erhob.

Er war radikal und stürzte sich wie besessen auf das Porträtieren, Malen, Zeichen und Formen seiner Frau. Es gab für ihn nichts anderes mehr als die Bilder seiner Frau; als seine Bilder von ihr als – seine Bilder.

»Der Zweck eines Bildnisses – bestand für ihn darin«, sagte seine Frau immer wieder, »das Wesen des Dargestellten in seiner Unbedingtheit wachzurufen. Die Ähnlichkeit müsse vollständig und packend sein. Das Bildnis sei aber auch ein Werk, das die Merkmale seines Schöpfers trage.«[31]

Rastlos porträtierte er seine Frau. Der Ausdruck der Bilder veränderte sich auffallend. Freunde, die die neuen Bilder sahen, fragten ihn, wie es seiner Frau gehe, weil die Bilder solch eine neue und beängstigende Ausstrahlung hätten. Tatsächlich stellte sich heraus, daß seine Frau krank war. Sie hatte Krebs. Aber er sah seine Frau nur mit den Augen des Malers, des Porträtisten.

Er zeichnete und malte ihre Krankheit, ihr Leiden, vor der Operation, nach der Operation. Er malte ihr Sterben und ihren Tod. Er erlebte das alles mit dem Abstand des Zeichners.

Er wußte, wie und was er zeichnete und malte. Und um die schnell wechselnden Veränderungen in Hautfarbe und Gesichtsausdruck der Sterbenden zu erfassen und festhalten zu können, flogen seine Hände über die Blätter, und er war zufrieden und stolz über seine enorme Produktivität. Bis zur Verwesung des Motivs, das einmal seine geliebte Frau gewesen war.

Als ihm der Tod und die Vergänglichkeit unentrückbar zum Erlebnis wurden, er nicht mehr ausweichen oder seinen Blick ablenken konnte, verfiel er in eine schwere Krise. Er schloß sich in sein Atelier ein, verdunkelte die Fenster, wollte nichts und niemanden sehen. Er grübelte Tag und Nacht, konnte weder essen, noch schlafen, noch malen. Es war offensichtlich eine schwere, existentielle Depression. Er vernachlässigte sich, sein Äußeres, sein Atelier, seine Pflichten und seine Freunde. Er magerte ab, bis er fast durchsichtig war, so schwach und ausgezehrt wurde er.

Schließlich, in einer der wenigen Nächte, in der seine aufgewühlte Seele etwas Ruhe und Schlaf gefunden hatte, träumte er nach Jahren eine Traum:

Er ging mit Freunden durch ein großes, altes Schloß mit vielen Räumen und Zimmern. Auf ihrem Rundgang kamen sie auch in eine Bibliothek. Während die Reiseleiterin, die sie durch das Schloß führte, der Gruppe etwas über die alten Folianten, die in den Regalen standen, erzählte, zog es ihn zu einem kleinen, schwarz eingebundenen Buch, welches merkwürdigerweise aufgeschlagen über anderen Büchern in einem abgelegenen Regal lag. Er schaute auf die offene Seite und konnte gerade, bevor die Führerin sie weiterleitete, einen Satz lesen, von dem er sofort wußte, daß dieser Satz für ihn bestimmt war.

Mit dieser Sicherheit wachte er auf. Er stand sofort auf, nahm die Verdunklungen von den Fenstern, riß alle Fenster und Türen auf und lief die Treppe hinunter zu einem Café an der Ecke, um zu frühstücken. Von diesem Tag an begann er wieder – nein: begann er neu zu leben und zu arbeiten. Er war geheilt. Krise und Depression waren überwunden. Jahre hatte es gedauert – die Epoche der Verdunkelung und Verzweiflung. Jetzt war sie vorbei. Er hatte die Antwort gefunden auf seine Frage, wie er mit seiner Kunst umgehen sollte.

Er erzählte zunächst niemandem, wodurch diese plötzliche Wende eingetreten war; erst viel später, zu seinem Geburtstag, berichtete er Freunden, daß es ein Traum war mit einem wesentlichen Satz, der für ihn bestimmt war. Da seine Freunde den Satz hören wollten, bemerkte er – daß er ihn vergessen hatte.

Er wußte noch, worum es ging und daß er diesen Satz für sich verstanden hatte. Aber den Wortlaut des Satzes wußte er nicht mehr. Sinngemäß, meinte er, sagte er aus, daß es gerade nicht um die Unbedingtheit gehe – wie er es bei seiner Arbeit, bei seinen Porträts, den Menschenbildern immer gemeint und gemalt hatte.

Wenden wir uns wieder konkreteren Fragen zu (ich werde am Ende wieder auf diese Geschichte zurückkommen): Wenn wir von Kunsttherapie und von Psychotherapie sprechen, so verstehen wir darunter therapeutische, und das meint heilende Maßnahmen unter Zuhilfenahme von künstlerischen Mitteln, im Falle der Kunsttherapie, oder von psychischen Mitteln, im Falle der Psychotherapie.

Mit den künstlerischen Mitteln sind die Elemente, Stoffe, Gegenstände, Qualitäten, instrumentellen und kreativen Möglichkeiten der verschiedenen Künste gemeint. Bei psychischen Mitteln, besser psychischen, das heißt seelischen Qualitäten, die bei psychotherapeutischen Verfahren in Frage kommen, geht es in erster Linie um Hilfe zu Klärung, Verständnis, Deutung, Aufdeckung und Aufarbeitung; um Hilfe im Umgang mit Erinnerungen und Gefühlen; um Unterstützung zum Erkennen und Bearbeiten unbewußter oder bewußter Motive. Diese psychischen Schritte ereignen sich im psychotherapeutischen Prozeß in der Begegnung zwischen Patient und Therapeut in der dabei entstehenden Beziehung, wobei ein Großteil dieser Beziehung in der Regel über verbale, das heißt sprachliche Kommunikation geschieht, aber auch nonverbale Qualitäten wie Körperhaltung, Bewegung, Gestik, Mimik, Augenkontakt, Ausstrahlung, Körperkontakt ebenfalls eine nicht unwesentliche Rolle spielen. Dazu kommen die schon erwähnten Fähigkeiten, die beim Patienten notwendige Voraussetzung für eine sinnvolle Psychotherapie sind, nämlich die Introspektionsfähigkeit, die Reflexionsfähigkeit (Erinnerung und Vergegenwärtigung) und die Ausdrucksfähigkeit, meist durch die Sprache; hier kommen aber auch andere Mittel und Möglichkeiten in Betracht, die dann schon in die Gestaltungstherapie und in die verschiedenen expressiv orientierten künstlerischen Therapien übergehen.

Wo es also bei den Kunsttherapien um Ausdruck, um seelischen Ausdruck, um Expression und um das Erkennen der seelischen Zustände oder Ereignisse, Stimmungen usw. geht, da berühren und verwischen sich die Grenzen zwischen Kunsttherapie und Psychotherapie im engeren Sinn. Zweifellos ist die Berührung und Begegnung zwischen Kunsttherapie und Psychotherapie auf diesem Felde legitim, ja, dem Menschen und dem Seelenleben absolut angemessen und adäquat. Oft sind gerade in diesem Bereich die künstlerischen Ausdrucksmöglichkeiten den sprachlichen überlegen; viele Menschen können sich unmittelbarer, emotionaler und expressiver über künstlerische Medien ausdrücken als über Gedanken, Worte und Sprache.

Und in dem Finden, Gestalten und Ausdrücken – auch im Sinne eines Heraussetzens – seelischer Erlebnisse und Gefühle (wozu reale Erlebnisse, Traumerlebnisse, Wunscherlebnisse oder auch halluzinatorische oder andere psychopathologische Erlebnisse zählen) liegt oft – wenn vielleicht auch nicht immer – ein wichtiger heilsamer und damit therapeutischer Akt.

Aber so wie eine anspruchsvolle, ernstzunehmende Psychotherapie sich nicht nur im Aussprechen des Patienten, im Erzählen und Berichten seiner Erlebnisse, Gefühle oder Gedanken erschöpft, sondern es auch um ein Bearbeiten, um ein Verstehen, um ein Erkennen und letzten Endes um die Bewältigung der seelischen Erlebnisse und schließlich des gesamten Lebens in allen seinen äußeren und inneren Bezügen innerhalb der gesamten Biographie geht, so soll auch die Kunsttherapie sich nicht nur auf die expressive Ausdrucksebene des Patienten oder Klienten erstrecken. Kann Kunsttherapie über dieses Element des Ausdrucks hinaus dem Patienten auch noch etwas geben, das der erkenntnismäßigen Bewältigung einer verbalen Psychotherapieform entspricht und doch eine eigenständige Qualität besitzt?

Für die Kunsttherapie wie für die Psychotherapie scheinen mir folgende

Elemente relevant zu sein, um ein Verständnis der Gemeinsamkeiten oder Unterschiede zu gewinnen.

Für Kunsttherapie und Psychotherapie relevante Elemente:

1. Ein prozessuales Verständnis von Gesundheit, Krankheit und Therapie
2. Die therapeutisch wirksamen anthropologischen Qualitäten: Wahrnehmen – Erkennen – Mitfühlen – Verstehen – Motivieren – Entwikkeln – Neugestalten
3. Die therapeutische Beziehung zwischen Patient / Klient und Therapeut, die bewußt zu erleben und zu gestalten ist (von seiten des Therapeuten)
4. Die therapeutisch anzuwendenden Mittel: z.B. die verschiedenen künstlerischen Materialien, Mittel und Techniken der einzelnen Künste; die psychotherapeutischen Mittel, wie z.B. Introspektion, Reflexion, Gespräch, Einsicht, Verhaltensänderung, Motivation, Zielorientierung. Und dies immer innerhalb des therapeutischen Raumes und der therapeutischen Grundgegebenheiten von: Problembewältigung – Klärung – Beziehung.

Allgemeine therapeutische Wirkprinzipien von Kunsttherapien und Psychotherapien:

Empathie

Klärung

Bewältigung

Aktivierung der gesunden Ressourcen

Innovation von Ich-Stärke für neue Entwicklungen und Entschlüsse

Vergegenwärtigen der Erfahrungen und Erlebnisse der Vergangenheit

Ausdrücken in sprachlicher oder künstlerischer Qualität

Einüben gewünschter gesunder Fähigkeiten

Erkennen

Verstehen

Richtung geben

Für das psychotherapeutische Verständnis ist es wesentlich, daß psychisches Erleben und Befinden für Gesundheit, Krankheit und Heilung relevante Faktoren sind, die für die Krankheitsentstehung, für den Krankheitsverlauf wie für die Heilung mitberücksichtigt und mitbehandelt werden müssen.

Für ein Verständnis der anthroposophischen Kunsttherapie reicht diese seelische Beziehung zwischen Gesundheit, Krankheit und Heilung einerseits und dem zweifellos immer vorhandenen seelischen Erleben bei künstlerischem Tun oder künstlerischem Erleben nicht aus. Vielmehr scheint mir für ein Verständnis der Wirksamkeit der anthroposophischen Kunsttherapie wesentlich zu sein, daß wir zu einem prozessualen, einem dynamischen Verständnis von Krankheit und Heilung kommen. Wenn die naturwissenschaftliche Medizin ein kausales Krankheitsverständnis hat und eine ebensolche Therapie als Erkenntnis- und Handlungsrichtlinie verfolgt, bemerkt sie nicht, daß sie dabei einen extremen Reduktionismus praktiziert und ehrlicherweise die Causa, d.h. den Grund einer Erkrankung niemals eindeutig erkennen und ebenso niemals eine wirklich kausale Therapie anwenden kann, weshalb sie auch fast überall von einer monokausalen Begründung der Krankheitsentstehung und von einer monokausalen Therapie abgerückt ist und zu multikausalen Krankheitserklärungen und entsprechenden polypragmatischen, d.h. vielfältigen Therapieansätzen übergegangen ist. Wir müssen andererseits Gesundheit und Krankheit nicht als Zustände verstehen, sondern als aktive Leistungen von Leib, Leben, Seele und Ich. Es handelt sich um Prozesse, die von jedem Menschen individuell vollbracht, geleistet, gestaltet, erlebt und empfunden werden. Dabei spielen sich vielfältige physische Veränderungen, Lebensprozesse bzw. pathophysiologische Krankheitsprozesse sowie seelische und geistige Vorgänge im Ich des Menschen ab. Sie vollziehen sich aus dem Zusammenspiel der Seins-Qualitäten.

Hier ist der Ansatzort der anthroposophischen Kunsttherapie mit ihren künstlerischen Prozessen des architektonischen Bauens, des plastischen Gestaltens, des linien- und formbetonten Zeichnens, des flächenhaft farbigen Malens, des Musizierens mit verschiedenen Instrumenten, des Gesangs, des sprachlich gestalterischen Umgangs mit Dichtung oder mit Sprachübungen, im Theaterspielen, im Tanz und schließlich im differenziert gestalteten Umgang mit der eigenen Körperbewegung als sichtbar werdende Musik oder sichtbar werdende Sprache in der Eurythmie. In diesen künstlerischen Prozessen erkennen wir das Wirksamwerden der menschlichen Seins-Qualitäten, indem immer zwei benachbarte Qualitäten einander tätig, produktiv, kreativ begegnen, wodurch innermenschlich, intraphysisch ein Lebensprozeß oder intrapsychisch eine seelische Fähigkeit entsteht. Von außen gesehen vollzieht sich ein künstlerischer Prozeß, den der Mensch durch seine eigene kreative Tätigkeit aus sich heraussetzt. Auf diese Weise werden die Künste vom Menschen in die Welt gebracht.

So können wir Verwandtschaften zwischen künstlerischen Prozessen, physiologischen Vorgängen und seelischen Fähigkeiten entdecken und beschreiben, wie ich es an einer Kunst einmal beispielhaft versuchen möchte:

Formen – Gestalt bilden – Zunehmen – Abnehmen – Wachsen – Widerstand spüren – Tasten – Gestalt wandeln – Berühren – Bearbeiten – Metamorphose – Vorstellungen bilden – Gedanken bilden – Urteile bilden – Grenzen bilden – Oberfläche entstehen lassen – Mitfühlen – Mitempfinden – Mitbestimmen – Einprägen – Bewegung zur Ruhe bringen – Zur Ruhe kommen – innere Ruhe zur Haltung bringen – Sich in sich fühlen – Haltung bewahren.

Es ist sicherlich zu bemerken, von welcher Kunst ich mit diesen beschreibenden Begriffen gesprochen habe, obwohl ich sie selbst nicht beim Namen genannt habe. Dabei geht die Beschreibung des künstlerischen Prozesses zwanglos in physiologische, psychologische und psychosoziale Charakterisierungen über. Versucht man in dieser Weise einmal die verschiedenen Qualitäten und Elemente der Künste innerlich durchzuspielen, so wird einem die Verwandtschaft zwischen Kunst, Physiologie und Psychologie evident.

Ich möchte es noch an einer weiteren Kunst als Anregung demonstrieren:

Bewegung und Gestaltung – Beschleunigung und Retardierung – Rhythmisierung und Regulierung – Wahrnehmen und Fühlen – Prägen und Variieren – Modifizieren und Wiedererkennen – Kontinuität und Veränderlichkeit – Stimmung und Anregung – Bewegung und Beruhigung – Aufhellen und Abdunkeln – Zusammenfassen und Gliedern – Regulieren und Ordnen.

Diese Aufzählung von charakterisierenden Begriffen ist als Anregung gemeint, sie ist bewußt unvollständig und offen für Erweiterungen und Präzisierungen. Es soll damit nichts festgelegt oder bestimmt werden, sondern nur das kreative Umgehen mit Prozessen, Qualitäten und Beziehungen stimuliert werden.

Wenn körperliche Krankheiten, organische oder funktionelle, psychosomatische und psychiatrische Erkrankungen unabhängig von einer mehr oder weniger bekannten monokausalen oder multikausalen Verursachung oder Veranlassung jeweils als ein prozessuales Geschehen im körperlich-lebendigen oder im psychischen Bereich zu erleben, zu beschreiben und zu verstehen sind, so ist es ein legitimes und naheliegendes und schließlich auch sinnvolles therapeutisches Ziel, eben dieses prozessuale Geschehen an Leib,

Leben oder in der Seele eines kranken Menschen in einem gemeinsam mit dem Patienten zu beschreibenden therapeutischen Sinne zu »behandeln«. Versuchen wir dies nicht manipulativ, steuernd oder unterbindend durch – für den Patienten selber passive – Eingriffe operativer oder medikamentöser Art, sondern indem wir die im Kranken selbst vorhandenen gesunden, positiven und kreativen Fähigkeiten und Ressourcen anregen, herausfordern und durch übende Verfahren, verbunden mit angenehmem Erleben und stärkenden Gefühlen aktivieren, so behandeln wir einen krankhaften Prozeß, sei er physisch oder psychisch, dort, wo er behandelt, nämlich verändert werden kann: Wir therapieren die Krankheit »am Ort des Geschehens«, indem wir den Patienten dazu anleiten, selbst aktiv in seinen Krankheitsprozeß gestaltend, auflösend, regulierend, ordnend, formend oder bewegend einzugreifen. Durch ein solches prozessuales therapeutisches Eingreifen mit künstlerischen Mitteln können Krankheitsprozesse integriert und modifiziert, das heißt verwandelt werden; können die vorhandenen gesunden Ressourcen aktiviert oder neue Quellen gesunden, positiven und kreativen Lebens erschlossen werden. Es ist eine Innovation gesunder physischer und psychischer Kräfte und Fähigkeiten, die beim Kranken durch Kunsttherapie aktiviert werden kann.

Die Wirkprinzpien einer sich so seelisch und leiblich verstehenden anthroposophischen Kunsttherapie können folgendermaßen zusammengefaßt werden:

Zusammenfassung der kunsttherapeutischen Wirkprinzipien

1. *Ressourcenaktivierung* im physiologischen und psychologischen Sinn: brachliegende, inaktive, gehemmte, verdrängte, vergessene, unbewußte, unentwickelte, physiologische und/oder psychologische Prozesse und Fähigkeiten können angeregt, aktiviert, reaktiviert, entwickelt, entdeckt und gefördert werden.
2. Positive *Selbsterfahrung* im leiblichen, seelischen, biographischen und zwischenmenschlich sozialen Bereich: eine Steigerung des psychosomatischen Wohlbefindens, des Selbsterlebens, der Eigenaktivität und neuer Möglichkeiten im Sinne von Integration, Kreativität, Phantasie, Spiel, Versuch, Bewegung und Gestaltung.
3. *Erweiterung der eigenen Wahrnehmungen,* Fähigkeiten, Gefühle und Verhaltensmöglichkeiten sowie des eigenen seelischen Erlebens: Es

130

bietet sich die Möglichkeit zu neuen Gestaltungs-, Bewegungs- oder Veränderungsmöglichkeiten im leiblichen, seelischen und sozialen Leben.

4. *Aktivierung und Innovation der Ichstärke* mit Auswirkungen im körperlich, seelischen, sozialen und geistig-biographischen Bereich des Menschen.

Anthroposophische Kunsttherapie erweist sich als ein aktives, erlebnisorientiertes, übendes, aufnehmendes therapeutisches Verfahren. Sie ist produktiv oder reproduktiv, geführt oder improvisativ, frei, kreativ oder rezeptiv, emotiv und expressiv, erlebend und beeindruckend, empathisch auf Leib und Leben, Seele und Ich wirkend und bis in die Biographie des Kranken ausstrahlend.

Kunsttherapie besitzt eigenständige, kunstspezifische therapeutische Qualitäten, die sich von ihrer primären psycho-somatischen (d.h. leiblichen und seelischen) Wirkungsart bis in geistige, soziale und biographische Bereiche des Menschen entfalten.

Die Herangehensweisen von Arzt, Psychotherapeut oder Kunsttherapeut an den Patienten, um einen therapeutischen Prozeß in Gang zu setzen, sind verschieden: Der Arzt fragt nach dem Was, nach dem Woher, wie lang, seit wann, wie oft und wie stark, um ein kausales und analysierendes Verständnis des Krankheitsvorganges und einer entsprechenden Therapie zu bekommen.

Der Psychotherapeut fragt nach dem Wie des Erlebens, nach dem Wodurch des Entstehens oder der Veranlassung, nach dem Woher, dem Wofür oder Warum, um dieses Erleben zu verstehen, es erklären und mit den Patienten bearbeiten zu können, damit er es letztendlich bewältigen kann. Der Kunsttherapeut dagegen fragt, was dem Patienten *fehlt*, womit er ihm dienen kann, und dieses Dienen heißt auf griechisch therapeuein, das heißt den Menschen begleiten im Dienst seiner Heilung; er sucht zu ergründen, wohin er den Kranken führen und geleiten kann, damit dieser wieder zu seinem Heil, seinem Wohlbefinden, seiner eigenen Handlungsfähigkeit findet.

Der Kunsttherapeut bemüht sich im wahrsten Sinn des Wortes um ein Verständnis des Bildes, des Krankheitsbildes wie auch des »Gesundheitsbildes« seiner Patienten – und um eine Um- und Neugestaltung dieses Bildes gemeinsam mit ihm, indem die hilfreichen Qualitäten der Krankheit erkannt und integriert und die gesunden und starken Potentiale des Menschen aufgedeckt, entdeckt und aktiviert werden.

Verändern, einen neuen Weg gehen, eine neue Form finden – das setzt Verständnis voraus; ein Verständnis des Prozesses, der zu dem Krankheitsbild geführt hat.

Die Sprache der Krankheitsbilder lesen und verstehen lernen, ist eine wichtige Voraussetzung des Kunsttherapeuten für den kunsttherapeutischen Heilungsprozeß.

Vermeers »Die brieflesende Frau«

Könnte ich
lesen, was
der Brief ihr sagt
und mit welcher Stimme.

Schwer ist sie
und leicht
vor Erwartung.
Durch ihr blaues
Gewand
bricht Gold:
so faßt Vermeer sie
in sein Licht,
berührt sie
an der Stirn,
am Leib.

Es ist,
ich weiß es nun,
sein Brief,
den sie,
horchend, liest
in seinem Bild.

Peter Härtling

Als Beispiel soll im folgenden noch ein Bericht aus der Musiktherapie geschildert werden.

Eine 25jährige Patientin leidet seit einigen Jahren unter Angst- und Panikzuständen, verbunden mit verschiedenen vegetativen Beschwerden, insbesondere asthmatischen Atemproblemen. Begleitet sind diese Zustände häufig von subdepressiven bis depressiven Verstimmungen.

Ereignisse innerhalb ihrer schwierigen Lebenssituation oder auch unverarbeitete Erlebnisse ihrer sehr schweren Kindheit und Jugendzeit kamen als auslösende Faktoren immer wieder in Betracht. Sie kann sich dieser Zustände von Stimmungsschwankungen oder Angst kaum erwehren und fühlt sich gegenüber diesen Kräften innerlich zu schwach und zu chaotisch. Es gelang ihr bisher weder im inneren, noch im äußeren Leben die ersehnte Ordnung und Ruhe zu finden. Dabei muß sie als alleinstehende und alleinerziehende Mutter im Leben »ihren Mann stehen«. Dies ist ihr allerdings in den vergangenen Jahren immer weniger gelungen. Deshalb kommt sie zu einer stationären Behandlung in die Klinik.

Neben der psychotherapeutischen und anthroposophisch-medikamentösen Behandlung sollte sie auch eine Kunsttherapie bekommen. Die Überlegungen bei der Verordnung der Kunsttherapie gingen dahin, für den seelischen und den häufig in den Vordergrund drängenden körperlichen Krankheitsprozeß mit der überwältigenden Angst und Panik, der bedrückenden Depression und den beklemmenden Atemproblemen einen therapeutisch beruhigenden und entängstigenden, einen aufhellenden und erleichternden, einen regulierenden und ordnenden künstlerischen Prozeß zu finden, mit dem die Patientin in die Lage kommen sollte, wieder den nötigen inneren Halt, den sie suchte und für ihr Leben brauchte, zu finden.

Wir kamen zur Wahl der Musiktherapie mit Blas- und Streichinstrumenten, unter anderem Krummhorn und Chrotta.

Die Patientin erlebte in den musiktherapeutischen Einzeltherapiesitzungen zunächst einmal sehr angenehme, positiv emotionale Gefühle. Es machte ihr Freude, sich auf die Musik, auf eine ihr ganz ungewohnte und unbekannte Qualität, einlassen zu können. Dabei entdeckte sie eine seit ihrer Kindheit verschüttet geglaubte Musikalität in sich.

Sie erlebte eine konzentrierende, dabei aber auch aufheiternde und aufhellende Wirkung bei den melodischen Übungen mit den Blasinstrumenten. Das konzentrierende Element stellte sich ihrer ansonsten sehr ausfließenden Konstitution entgegen. Die Benutzung von Blasinstrumenten hatte weiterhin einen positiven und therapeutischen, das heißt lösenden, befreienden und rhythmisierenden Effekt auf ihre Stimmung und ihre Atmung.

Besonders bei den Übungen mit Leier und Chrotta konnten entspannende, weitende, tragende, mitschwingende, regulierende und rhythmisierende Wirkungen auf ihre Atmung erzielt werden.

Insgesamt hatte die Musiktherapie in dem über mehrere Wochen währenden therapeutischen Verlauf eine klare Wirkung im Sinne einer Ressourcenaktivierung auf somatischem und psychischem Feld (Atemrhythmus, Muskeltonus, Stimmungslage), einer positiven Selbsterfahrung im Sinne von Selbstwertsteigerung; einer Anregung zu einem weiteren Engagement im musikalischen Spiel; und schließlich eine Unterstützung und Stärkung der Entschlußkraft und sozialen Mitgestaltung im Alltag und in der weiteren Biographie. Es zeigte sich,

1. daß eine Aktivierung gesunder physischer und seelisch-geistiger Regulierungs- und Ordnungsfähigkeiten stattgefunden hat;
2. daß die Patientin eine positive Selbsterfahrung in körperlicher und seelischer Hinsicht erlebt und neue Möglichkeiten der Eigenaktivität durch die künstlerischen Übungen kennengelernt hat;
3. daß die musiktherapeutische Erfahrung bei der Patientin zu einer qualitativen Anregung und Erweiterung, insbesondere Aufhellung ihrer emotionalen Situation sowie zur Wiederentdeckung ihrer schon gar nicht mehr vorhanden geglaubten Musikalität führte;
4. daß durch die Musiktherapie eine deutliche und erfreuliche Innovation der Ich-Stärke der Patientin mit positiven Auswirkungen auf ihre Entschlußfähigkeit bezüglich ihrer weiteren biographischen und beruflichen Sicht erreicht wurde.

In der anthroposophischen Psychotherapie stand vor allem die biographische Aufarbeitung ihrer Vergangenheit und gegenwärtigen Situation im Vordergrund, die dann zu einer Stärkung und Unterstützung in motivationaler Hinsicht in bezug auf die zukünftige Gestaltung hinführte.

Zur Wirkungsweise der Musiktherapie

Um aus der musikalischen Kunst eine Musik-Therapie entstehen zu lassen, müssen bestimmte Wege, bestimmte Metamorphosen begangen werden, damit Musik nicht nur den allgemeinen und unspezifischen Effekt hat, daß sie schön klingt und wohltun kann, sondern daß sie zu einer spezifisch einsetzbaren Therapie wird.

Grundvoraussetzung ist die Wesensverwandtschaft der Künste mit den gestaltenden Welt- und Naturprozessen einerseits und den anthropologi-

134

schen Vorgängen in Leib und Seele andererseits, wie ich sie qualitativ beschrieben habe.

Ein zweiter Schritt ist die Auswahl bestimmter musikalischer Elemente, Qualitäten und Instrumente aus der Fülle der zur Verfügung stehenden musikalischen Vielfalt, unter dem Aspekt des Krankheitsprozesses, des erkrankten Organs, der seelischen Verfassung des Patienten und des Therapieziels.

Darauf hin müssen die therapeutischen Übungen für den zu behandelnden kranken Menschen angemessen ausgewählt und eingerichtet werden. Hier kommen zusätzlich zum Krankheitsbild noch Gesichtspunkte der Konstitution, des Lebensalters, der beruflichen Situation, einer möglicherweise vorhandenen musikalischen oder sonstigen künstlerischen Vorkenntnis oder Fähigkeit und schließlich die individuelle Bereitschaft, Motivation oder Ängste und Hemmungen des Patienten hinzu.

Das Ziel ist, die therapeutischen Übungen dem kranken Menschen möglichst gut, das heißt treffend und wirksam anzupassen. Das ist die Aufgabe des Kunsttherapeuten in Zusammenarbeit mit dem Arzt. Kommt die Musiktherapie zur Anwendung, so entfaltet sie über vier anthropologische Prozesse ihre therapeutische Wirksamkeit. Diese Prozesse sind:

Hören   Atem   Fühlen   Bewegen

Dabei handelt es sich bei der Bewegung in erster Linie nicht um eine äußerliche Körperbewegung, sondern vielmehr um eine innere, seelische Regung. Aus dieser wird allerdings in der Regel auch wieder eine innere, physiologische (rhythmisch geprägte) Bewegung entstehen, die ihrerseits wieder eine äußerlich sichtbare körperliche Reaktion zur Folge haben kann. Schließlich können, von der Musik angeregt und getragen, große räumliche Körperbewegungen gebildet werden, wie es beispielsweise im Tanz oder, ganz anders und viel spezifischer, in der Toneurythmie der Fall ist.

Die therapeutischen Wirkprinzipien der Musiktherapie im eigentlichen Sinne sind:

Regulieren   Ordnen

Diese Prinzipien des Regulierens und Ordnens wirken bei ungeordneten, entgleisten, einseitigen, verzerrten, übersteigerten oder geschwächten Prozessen, seien sie physischer oder psychischer Art, sofern diese Krankheitserscheinungen über Hören, Atmen, Fühlen und Bewegen erreicht werden können. Dabei ist es wichtig zu bemerken, daß diese Prozesse nicht an unser gewöhnliches Wachbewußtsein gebunden sind. Unser Ohr ist immer offen, auch der bewußtlose Mensch hört und atmet, auch er hat ein Fühlen (auch wenn es für uns nicht wahrnehmbar ist; aus entsprechenden Berichten von klinisch toten und reanimierten Menschen oder längere Zeit bewußtlosen Patienten geht dies deutlich hervor), und er hat innere Regungen und Bewegungen.

So kann Musiktherapie auch bei bewußtlosen Patienten regulierend und ordnend wirken, wie die musiktherapeutischen Erfahrungen in der Intensivmedizin zeigen (vgl. S. 49).

Über Hören, Atmen, Fühlen und Bewegen wirkt Musiktherapie physisch und psychisch regulierend therapeutisch. Ihr Ziel ist eine neue (gesunde, oder besser erträgliche, integrierte) Ordnung. Diese ist selbstverständlich niemals starr oder verfestigt, sondern, der Musik entsprechend, lebendig, wandlungs- und entwicklungsfähig und soll zur Individualität des behandelten Menschen passen oder zu ihr hinführen.

Der hier genannte und von mir vertretene anthroposophisch-psychotherapeutische Prozeß ist ein Weg, der sich in Schritten bildet:

Der anthroposophische psychotherapeutische Prozeß

1. Vom Leib ausgehend:
   Körpergestalt, Konstitution, Geschlecht und organischer Befund.
2. Vom Leben, Befinden, Leib- und Lebensgefühl ausgehend:
   Wie lebt der Patient, wie ist sein Alltag, sein Beruf, wie sind seine Tages- und Lebensrhythmen und Gewohnheiten (Wachen, Schlafen, Aktivität, Ruhe, Hobby, Erholung usw.), und wie ist sein jetziges aktuelles Krankheitsbefinden – dieses uneingeschränkt zur Kenntnis nehmen.
3. Vom Erleben und Empfinden ausgehend:
   Das seelische Erleben, Empfinden und Fühlen, die Emotionen und Affekte des Patienten kennenlernen, erfragen und mitfühlend verstehen; zur Selbstreflexion und Introspektion anregen, Ausdrucksmöglichkeiten geben und das Verständnis des Patienten seiner eigenen Krankheit oder Krise gegenüber erfragen und besprechen.
4. Von der Biographie ausgehend:
   Die körperliche, seelische und geistige Entwicklung des Patienten kennenlernen; die Vergangenheit vergegenwärtigen und durch Erinne-

rungen, Gefühle, Wünsche, Absichten und Ziele, Versäumnisse und Fragen an die Biographie des Patienten in ihm eine Ahnung, ein Gefühl oder ein Bewußtsein für die Zukunft wecken.

5. Versuch einer Synopse:

Gibt es einen roten Faden in der Biographie? Was gab es für Widerstände oder fördernde Einflüsse? Wer oder was hat in welcher Weise im Lebenslauf auf den Menschen gewirkt? Was hat er erlebt, was hat er verwirklicht, was ließ er unverwirklicht? Was hat er aus dem gemacht, was das Leben aus ihm gemacht hat, was das Leben ihm geboten hat? Wie fühlt er sich heute dabei? Was hat er heute für Wünsche, Vorsätze oder Entschlüsse?

6. Das Selbstverständnis des Patienten ansprechen:

Zu welcher (alten oder neuen) Einstellung, Haltung oder Erwartung seiner Krankheit oder Krise gegenüber hat er bis jetzt gefunden – Akzeptanz, Widerstand, Integration oder Verdrängung?

7. Das Ich ansprechen:

Ist jetzt, nach Bearbeitung des Krankheits- und biographischen Entwicklungsgeschehens für den Menschen eine andere, eine neue Einstellung zur Krankheit und zur eigenen Biographie möglich? Gibt es einen Sinn – eine Richtung – eine Lebensmelodie, eine biographische Dramaturgie, eine Regie, ein Woraufhin?

8. Geistige Entwicklung und therapeutische Selbsterziehung unterstützen, wenn der Mensch dazu bereit ist:

Die Möglichkeit zu therapeutischen meditativen Übungen geben und mit Beratung und Hilfe begleiten. Dadurch erhält der Mensch verstärkt die Möglichkeit, in Freiheit sich selbst Richtung und Ziel zu geben.

Und dies selbstverständlich immer in einer von gegenseitiger Freiheit und Selbstbestimmung des Patienten getragenen, vom Therapeuten sensibel erlebten, respektiert und geachteten therapeutischen Beziehung, die die Gefühle, Wünsche, Möglichkeiten und Ziele des Patienten achtet und aufgreift.

Bei der geschilderten Patientin waren der erste und zweite Schritt Ausgangspunkt für eine anthroposophisch-medikamentöse Behandlung sowie für äußere Anwendungen.

Der dritte Schritt ist ganz wesentlich für die Entstehung und Bildung einer therapeutischen Beziehung und bildet mit dem vierten und fünften

Schritt zusammen die Grundlage für das Selbstverständnis des Patienten im sechsten Schritt.

Einen wesentlichen Bereich nimmt der vierte Schritt der biographischen Entwicklung ein. Dabei spielen die Beziehungsmöglichkeiten des Patienten zu seiner Vergangenheit, seiner aktuellen Gegenwart und seiner möglichen Zukunft eine wichtige Rolle.

Erst nach ausführlicher biographischer Betrachtung und Aufarbeitung kann der Versuch einer Zusammenfassung, einer Synopse des bisher Vergegenwärtigten versucht werden.

Die Fragen des fünften Schrittes erfordern große Behutsamkeit, Vorsicht und Geduld und haben bei der beschriebenen Patientin zu ganz wesentlichen Ansätzen für neue Erkenntnisse, Einstellungen und Erwartungen an die eigene Biographie geführt. Selbstwertfragen und Selbstverständnisfragen traten in diesem Zusammenhang bei ihr auf und mußten bewegt werden. Die eigene Haltung und Einstellung zur Krankheit schwankte und war einer rasanten Entwicklung unterworfen. Dies führte im Verlaufe des weiteren therapeutischen Prozesses zu zunehmend deutlicheren Ahnungen, Wünschen und Entschlüssen an die eigene Biographie.

Inzwischen war die seelische Krankheitssymptomatik der Angstzustände und Panikattacken wie auch der depressiven Verstimmungen, der asthmatischen Atemprobleme und der vegetativen Beschwerden abgeklungen. Die Beschwerdefreiheit hielt an, und neue Entschlüsse wurden in der eigenen Biographie verwirklicht und haben der Zukunft eine neue Gestalt und Richtung gegeben.

Der achte Schritt meditativer Selbsterziehung und Übung war bei ihr – wie bei sehr vielen Patienten – nicht anzuwenden.

Dieser achte Schritt gehört nicht zum regelmäßigen Repertoire der psychotherapeutischen Schritte mit psychosomatisch oder psychisch kranken Patienten. Aber es ist nach meiner Erfahrung wichtig, daß es diese Möglichkeit der psychotherapeutischen Steigerung gibt.

Nach der Schilderung des anthroposophisch-psychotherapeutischen Vorgehens mit seinen verschiedenen Schritten, durch die sichtbar werden sollte, wie sich aus einer ärztlichen Begegnung ein psychotherapeutischer Prozeß entwickeln kann, will ich jetzt zu der Frage übergehen, wie aus einer Kunst, aus einer rein künstlerischen Betätigung eine Kunsttherapie entwickelt werden kann.

Von der Kunst zur Therapie

1. Wesensverwandtschaft zwischen künstlerischen und menschlichen, physischen und psychischen Prozessen.
2. Auswahl einer Kunst – entsprechend der verwandten Qualitäten von künstlerischem Prozeß und Krankheitsprozeß – im Hinblick auf das Therapieziel.
3. Bestimmung der künstlerischen Mittel, Instrumente, Techniken und Aufgaben, die auf das Therapieziel hinführen sollen.
4. Modifikation der therapeutischen Aufgaben nach der Wahrnehmung des Patienten und der Verlaufsbeobachtung.
5. Ausdrücken und Einprägen eines angestrebten therapeutischen Prozesses durch wiederholtes Realisieren und Erleben der kunsttherapeutischen Übungen.
6. Einüben, Erfahren und Einverleiben neuer Möglichkeiten zum Ausgleich, zur Überwindung oder zur Integration physisch oder psychisch einseitiger (pathologischer) Vorgänge.
7. Unbewußte leibliche sowie bewußte seelisch-geistige, schöpferische Erfahrungen, die zur Erweiterung der individuellen Möglichkeiten des Patienten führen.
8. Handhabung und Gestaltung dieser Möglichkeiten im Leben.

Nach diesen beiden getrennten Betrachtungen der psychotherapeutischen und der kunsttherapeutischen Schritte vom ärztlichen zum psychotherapeutischen und vom künstlerischen zum kunsttherapeutischen Prozeß, sollen im folgenden die für beide therapeutischen Wege entscheidenden Elemente zusammengefaßt werden:

> *Elemente einer Therapie*
>
> I. Die therapeutische Erwartung des Patienten
> II. Die therapeutische Haltung des Therapeuten
> III. Die therapeutische Beziehung zwischen Patient
> und Therapeut
> IV. Der eigentliche therapeutische Prozeß:
> – mit operativen oder äußeren Maßnahmen
> – mit stofflichen Arzneimitteln
> – mit künstlerischen Mitteln
> – mit seelisch-geistigen Elementen.

zu I:

Wie sieht die therapeutische Erwartung eines Patienten gegenüber der Kunsttherapie oder der Psychotherapie aus?

Bei der Psychotherapie besteht die Erwartung nach Hilfe, nach Einsicht, nach Erklärung und Unterstützung, nach Deutung, nach Erkenntnissen, Veränderungen und Neuorientierung. Der Kunsttherapie gegenüber besteht oft eine unbestimmte und vage Erwartung, vermischt mit Fragen, Unsicherheiten, aber auch Hoffnungen, manchmal Ängsten, manchmal aber auch, und zwar mit zunehmender Erfahrung, Freude.

Der Psychotherapie gegenüber zeigt sich eine eindeutigere therapeutische Erwartung, der Kunsttherapie gegenüber zur Zeit wohl mehr die Erwartung, durch das eigene Engagement die Möglichkeit einer Hilfe zur Selbsthilfe zu bekommen. Aber auch die Erwartung von Zuwendung, Interesse und Integrität.

zu II:

Was macht die therapeutische Haltung des Psychotherapeuten und des Kunsttherapeuten aus? Für beide Therapien sollte die therapeutische Haltung davon geprägt sei, daß wir wissen, daß ein hilfesuchender Mensch zu uns kommt, der bestimmte Erwartungen an uns hat, an unsere Profession, unsere Kenntnis und Fähigkeit und auch an unsere Persönlichkeit, die wir ihm gegenüber nicht zurücknehmen können, sondern die ganz bewußt in unsere therapeutische Tätigkeit ebenso wie in die therapeutische Beziehung mit einfließt. In unterschiedlicher Weise ist die Haltung des Kunsttherapeuten bzw. Psychotherapeuten natürlich auch von der ihm zur Verfügung ste-

140

henden therapeutischen Technik, den therapeutischen Verfahren und seinem Umgang mit den therapeutischen Prozessen geprägt.

Eine Grundvoraussetzung wiederum für beide Berufe ist die therapeutische Bereitschaft, der therapeutische Wille und der therapeutische Mut, das heißt, sich für den Patienten einzusetzen und unter Umständen etwas für ihn zu übernehmen, ohne ihm etwas abzunehmen, das er selbst lernen, üben oder leisten muß.

Wichtig aber ist vor allem, als Therapeut seinen Patienten uneingeschränkt so zu akzeptieren, wie er zu einem kommt, wie er vor einem steht, sitzt oder liegt; ihn in seinem Menschsein, in seinem So-Sein mit allen Schwächen, Leiden und Eigenheiten vollgültig anzunehmen. Nicht wir sollen unsere Patienten verändern wollen – sondern wir sollen ihnen helfen wollen, daß sie sich selbst ändern können!

zu III:

Die therapeutische Beziehung ist bei Kunsttherapeuten und Psychotherapeuten in unterschiedlicher, aber doch auch wieder übereinstimmender Weise asymmetrisch und erfordert gerade deshalb eine starke partnerschaftliche Qualität. Als Therapeut muß man sich der Asymmetrie und Einseitigkeit einer therapeutischen Beziehung immer bewußt sein, man muß sich einstellen auf die Asymmetrien von krank und gesund, von Leiden und Wissen, von begrenzter Unfähigkeit und begrenztem Können, von Anvertrauen und Vertrauenswürdigkeit, von Leiden und Mitfühlen wie auch auf das wechselseitige Bedürfnis von Wollen und Annehmen, von Geben und Wollen. Der Patient will sich hingeben, und der Therapeut will ihn annehmen. Der Therapeut will ihm Hilfe geben, und der Patient will sie annehmen können.

zu IV:

Die allgemeinen Charakteristika eines psychotherapeutischen und eines kunsttherapeutischen Prozesses habe ich in den acht Schritten anzudeuten versucht. Sie sind selbstverständlich in jedem psychotherapeutischen wie kunsttherapeutischen Weg wiederum spezifisch weiter zu differenzieren und zu modifizieren, entsprechend der individuellen Situation jedes Menschen.

Wie sich der Prozeß dann konkret zwischen einem Therapeuten und einem Patienten ereignet, hängt auch wiederum davon ab, in welcher persönlichen Eigenart der Therapeut seine Tätigkeit ausübt, wie er sich schult, fortbildet und weiterentwickelt.

Es gibt drei Arten des Therapeut-Seins, die wohl sowohl für Psychotherapeuten wie für Kunsttherapeuten zutreffend sein dürften:

1. Der mit viel seelischer Wärme und Gefühl ausgestattete, mit sehr viel Sympathie engagierte und aktive, sich einsetzende Therapeut, der immer in der Lage ist, sich mit seinen Patienten und deren Problemen und Leiden zu identifizieren.

2. Der deutlich distanziertere Therapeut, dessen Stärke im Zuhören, Wissen und Verstehen, im Anleiten und Hilfestellung-Geben liegt. Dieser Therapeut ist eher rational und verstandesbetont und hat mehr Distanz und weniger Nähe zu seinen Patienten im Vergleich zu dem vorigen Therapeutentypus. Er hat deutlich weniger Identifikationsbereitschaft, dafür eher die Fähigkeit, aus Distanz und Überschau Deutung und Hilfestellung zu geben.

3. Der Therapeut ist durch ein einfühlsames, verständnisvolles und geduldiges empathisches Mitgehen und Mitschwingen mit seinen Patienten charakterisiert. Er ist weniger engagiert und aktiv als der erste Typus, weniger rational deutend und ratend als der zweite Typus, dafür annehmender und freilassender dem Patienten gegenüber. Dieser Therapeut überläßt die Eigenverantwortung ganz stark dem Patienten, dessen Entschlüsse, auch wenn sie kaum nachvollziehbar sind, er in Freiheit akzeptiert.

Nach diesen Ausführungen soll der Frage nachgegangen werden: Ist denn nun Kunsttherapie eine Psychotherapie oder nicht?

Wenn Kunsttherapie überwiegend in expressivem, Erlebnis oder Gefühlen Ausdruck gebendem Sinn verstanden und auch so ausgeübt wird, dann schließt sich dem künstlerisch-therapeutischen Prozeß in der Regel noch eine Phase der Verbalisierung des vorher bildhaft musikalisch oder sonstwie künstlerisch Ausgedrücktem an; das heißt der Therapeut, der Kunst-Psychotherapeut spricht jetzt mit dem Patienten über das vorher in einem künstlerischen Medium Ausgedrückte und die dahinterstehenden Erlebnisse und Gefühle.

Eine solche Therapie ist natürlich eine Psychotherapie! Eine Psychotherapie, die zum Teil künstlerische Mittel als Ausdrucksmedium verwendet. Die künstlerischen Ausdrucksmittel sind gewissermaßen die nonverbalen Vorbereitungen emotionaler Ausdrucksmöglichkeiten für eine sich daran anschließende verbale Introspektion und Reflexion.

Anthroposophische Kunsttherapie darf sich nicht auf diesen Aspekt beschränken. In der anthroposophischen Kunsttherapie geht es nicht nur um

142

Ausdruck und Deutung. Das wäre – unter anthroposophisch menschenkundlichem Verständnis – eine mißverständliche Einschränkung ihrer therapeutischen Möglichkeiten und Aufgaben. In den anthroposophischen Kunsttherapien ist die Kunst weder nur Ausdrucksmittel zum Zweck der anschließenden Verbalisierung der emotionalen Erlebnisse, noch hat sie ausschließlich einen kreativen Schaffens- oder Äußerungsprozeß zum Ziel. Qualitäten wie Expression, Kreativität, Phantasie und Spiel sind zwar wesentliche Faktoren, darüber hinaus wird aber auch die Möglichkeit genutzt, die unter therapeutischen Gesichtspunkten eingesetzten künstlerischen Prozesse intensiv zu erleben und zu empfinden, dadurch neue Fähigkeiten einzuüben und sich einzuprägen und einzuverleiben, um schließlich neue Gestaltungen zu erproben.

In den anthroposophischen Kunsttherapien sollen die angewandten künstlerischen Elemente und Mittel ein Weg sein, um dem erkrankten Menschen in leiblicher und psychischer Hinsicht zu gesunden Fähigkeiten und Prozessen zu verhelfen. Dies ist aufgrund der schon erwähnten Wesensverwandtschaft zwischen Mensch und Kunst möglich; es kann konkret geschehen, indem der Kranke eine künstlerische Tätigkeit ausführt, die auf seinen Krankheitsprozeß hin angepaßt ist. Dabei kommen zunächst einige allgemeine und noch unspezifische Wirkprinzipien in Betracht, die für alle Kunsttherapien in unterschiedlicher Betonung und Variation gelten, dabei im übertragenen Sinne aber auch für verschiedene psychotherapeutische Wege zutreffend sind. Trotzdem nenne ich sie in unserem Zusammenhang allgemeine kunsttherapeutische Wirkprinzipien:

Allgemeine kunsttherapeutische Wirkprinzipien

Bewegen
Gestalten
Erleben
Fühlen
Erkennen
Verändern
Erschließen neuer Quellen
Bewältigen
Form geben

Bei diesen allgemeinen *kunsttherapeutischen Wirkprinzpien* liegt die Betonung auf den künstlerischen Tätigkeiten und Prozessen, während im Unterschied dazu bei den allgemeinen *therapeutischen* Wirkprinzpien die bewußten seelisch-geistigen Fähigkeiten betont werden.

Beide Wirkprinzpien können und sollen sich gegenseitig durchdringen und ergänzen. Warum nicht im Sinne einer partnerschaftlichen, fruchtbaren, kreativen Konkurrenz?

Verstehen wir Kunsttherapie in diesem Sinn als Wirksamwerden von therapeutisch ausgewählten künstlerischen Prozessen und Qualitäten, so ist das therapeutische Element nicht der Ausdruck des Kranken oder die Befreiung durch die Expression (wie in der expressiven Kunsttherapie), sondern umgekehrt: der Eindruck, das Erleben, Einüben und Einverleiben des Gesunden.

Die Modifikation und Anpassung der kunsttherapeutischen Aufgaben und Übungen für den Patienten geschieht im Hinblick auf die Umgestaltung eines krankhaften Geschehens in Leib oder Seele in gesunde und vom Patienten gewünschte Fähigkeiten, Formen, Prozesse oder Ziele. Dies kann auf unterschiedliche Weise bewußt von ihm gefühlt oder geahnt werden. Ein gemeinsames und übereinstimmendes Verständnis über das Therapieziel zwischen Patient und Therapeut muß sich im Laufe der therapeutischen Beziehung ergeben. Kunsttherapeutisches Üben ist in diesem Sinne Einüben von Neuem, von Ersehntem, von Ungeahntem oder auch von Altbekanntem: Immer aber soll es ein individuell Gesundes für diesen einen Menschen sein, der die Therapie sucht.

In den anthroposophischen Kunsttherapien geht es um das künstlerische Suchen und Finden und Erüben einer Tätigkeit, eines künstlerischen Prozesses, der das Krankhafte im Menschen zum individuellen Gesunden hinführen – also heilen kann.

Dies geschieht nicht über eine Substanz, die im Organismus einen Prozeß anregt, wie es die Arzneimittel tun. Es geschieht auch nicht über Reflexion, Introspektion, Verbalisierung, Einsicht, Deutung oder Verhaltenstraining, wie es die mehr oder weniger klassischen Psychotherapien tun. Dieses therapeutische Einüben, diese therapeutische Neuorientierung, dieser therapeutische Prozeß ist vielmehr ein künstlerischer Vorgang, der so ausgewählt, modifiziert und dem kranken Menschen angepaßt ist, daß er durch den Akt des Übens, des leiblichen Geschehens wie auch des seelischen Erlebens in ihm gesundend wirkt. Es ist also keine stoffliche und keine nur psychische, sondern eine *unmittelbar prozessuale psychosomatische*, seelisch-leibliche Wirkung, die von Leib und Seele gleichermaßen ausgehend den ganzen Menschen bis in seine geistigen, sozialen und biographischen Bereiche hinein ergreifen kann.

Spezielle kunsttherapeutische Wirkprinzpien

Plastik   **Plastisch-therapeutisches Gestalten**

Berühren   Bilden   Spüren   Erleben

Bilden und Grenzen

Malerei   **Maltherapie**

Sehen, Sichtbar-   Bewegen   Formen   Empfinden
machen, gesehen
werden

Modifizieren und Beleben

Musik   **Musiktherapie**

Hören   Atmen   Fühlen   Bewegen

Regulieren und Ordnen

Sprache, Dichtung   **Therapeutische Sprachgestaltung**

Hören   Verstehen   Atmen   Gestalten

Innere Formkraft und selbsterlebend gestalten

Eurythmie   **Heileurythmie**

Bewegen   Rhythmus   Lautgestalten   Empfinden

Bewegungsintention und Gestaltung

Diese Wirkungsweise ist eine eigenständige therapeutische Qualität, die sich von medikamentöser und von psychotherapeutischer Qualität unterscheidet.

Wenn nur die Dualität von physischen oder psychischen therapeutischen Möglichkeiten gesehen wird, dann gehörte die Kunsttherapie natürlich zur Psychotherapic.

Gibt es aber die Offenheit zu einer Neuordnung der therapeutischen Landschaft, dann muß die anthroposophische Kunsttherapie deutlich machen, daß Kunsttherapie eine eigenständige therapeutische Qualität besitzt:

Kunsttherapie ist eine unverwechselbare, orginäre therapeutische Dimension der modernen Medizin, mit Qualitäten, die nur den Künsten eigen sind. Deshalb sind ihre therapeutischen Qualitäten und Prinzipien nicht psychotherapeutisch, sondern nur künstlerisch und anthropologisch zu beschreiben.

Anthroposophische Kunsttherapie ist ein Weg zur Gesundung des kranken Menschen aus den Qualitäten der Künste.

Die *Kunst als Ziel* zu betrachten, ist Sache des Künstlers, der Kunstwerke schaffen will oder muß.

Die *Kunst als Mittel zum Zweck* ist Sache der Kunstpsychotherapeuten, die damit eine sich meist anschließende verbal-psychotherapeutische Verarbeitung einleiten.

Die *Kunst als Funktion* zu sehen, könnte zu einer ein funktionellen Übungs- oder Trainingstherapie führen – ähnlich der Ergotherapie oder verwandten Verfahren.

Für die anthroposophische Kunsttherapie ist Kunst nicht Ziel, nicht Mittel und nicht Funktion. *Die Kunst ist ein Weg.*

Phantasie, Kreativität, spielerisches Vermögen, Bewegen und Gestalten im Umgang mit den künstlerischen Mitteln und Techniken gehören zum Rüstzeug, zur Ausrüstung für den Weg der Kunst – auch wenn er zur Therapie führen soll. Gerade dann aber braucht der Mensch auf diesem Weg Begleitung und Führung durch einen erfahrenen Therapeuten. Denn jeder therapeutische Weg ist nicht frei von Gefahren, auf die aufmerksam gemacht werden kann.

Kunsttherapie ist ein Weg, der gegangen und erlebt werden muß, um wirksam sein zu können, indem er den Menschen weiterführt.

Zum Schluß möchte ich den Ausgang meiner oben erwähnten Geschichte berichten:

Ein paar Jahre später – er hatte inzwischen seinen eigenen, unverwechselbaren Stil gefunden und war ein bekannter Maler und Porträtist geworden – begann er Tagebuch zu schreiben, um sich Rechenschaft zu geben über seine Entwicklung. Als er sich der Zeit seiner schweren Krise und

Depression nach dem Sterben seiner Frau erinnerte, träumte er den damaligen Traum noch einmal: Jetzt ging er allein durch das Schloß, und in der Führerin erkannte er seine verstorbene Frau. Und sie führte ihn geradewegs in die Bibliothek zu dem kleinen, schwarzen, aufgeschlagenen Buch. Er las den Satz noch einmal, erwachte und schrieb ihn sofort unter dem damaligen Datum – vor siebeneinhalb Jahren – in sein Tagebuch:

»Denn vergessen Sie nicht, daß die Kunst nur ein Weg ist, nicht ein Ziel.«

Rainer Maria Rilke

Anmerkungen

1 Handwörterbuch der Psychiatrie, Stuttgart 1992, S. 295
2 In: Aktuelle Tendenzen in der Kunsttherapie, Stuttgart 1993
3 § 2 und § 34 SGB V
4 SGB V, § 11, Leistungsarten
 (1) Versicherte haben nach den folgenden Vorschriften Anspruch auf Leistungen:
  1. Zur Förderung der Gesundheit (§ 20)
  2. Zur Verhütung von Krankheiten (§ 21–24)
  3. Zur Früherkennung von Krankheiten (§§ 25 und 26)
  4. Zur Behandlung einer Krankheit (§§ 27 bis 52)
  5. Bei Schwerpflegebedürftigkeit (§§ 53 bis 57)
5 § 12 Wirtschaftlichkeitsgebot
 (1) Die Leistungen müssen ausreichend, zweckmäßig und wirtschaftlich sein; sie dürfen das Maß des Notwendigen nicht überschreiten. Leistungen, die nicht notwendig oder unwirtschaftlich sind, können Versicherte nicht beanspruchen, dürfen die Leistungserbringer nicht bewirken und die Krankenkassen nicht bewilligen.
 (2) Ist für eine Leistung ein Festbetrag festgesetzt, erfüllt die Krankenkasse ihre Leistungspflicht mit dem Festbetrag.
6 vgl. Frey, Literatur-Verzeichnis Nr. 46, Seite 339
7 Die hier zugrundeliegende Anschauung von den Sinnen geht auf die Sinneslehre R. Steiners zurück (vgl. GA 170, Literaturverzeichnis Nr.194, die 12 Sinnesfunktionen beschreibt, die sich in leibliche, seelische und geistige Sinne differenzieren lassen:
 Tastsinn Lebenssinn Bewegungssinn Gleichgewichtssinn
 Geruchssinn Geschmackssinn Sehsinn Wärmesinn
 Hörsinn Sprachsinn Gedankensinn Ich-Sinn
8 G. Wohlfart, Das Schweigen des Bildes, in: Was ist ein Bild, hrsg. v. G. Boehm, Literaturverzeichnis Nr. 20
9 Vgl. Rudolf Steiner, Das Rätsel des Menschen, 1916, GA 170, S. 143ff., Litverz. 194, und F. Marburg in Literaturverzeichnis Nr. 41, Seite 26 ff.
10 Vgl. Literaturverzeichnis Nr. 2
11 vgl. Literaturverzeichnis Nr. 90
12 Zit. n. Maur von, Karin: Vom Klang der Bilder, Literaturverzeichnis Nr. 125
13 So in dem Buch, das er gemeinsam mit Ita Wegman geschrieben hat: »Grundle-

gendes für eine Erweiterung der Heilkunst« (GA 27, Literaturverzeichnis Nr. 225), in dem sog. »Jungmedizinerkurs« von 1924 (Meditative Betrachtungen und Anleitungen zur Vertiefung der Heilkunst, GA 316, Literaturverzeichnis Nr. 220), und in dem sog. »Van Leer Papier«, hrsg. als Sonderdruck des »Merkurstab«, zu beziehen über die Gesellschaft Anthroposophischer Ärzte, Stuttgart.

14 Zit. n. Nikos Kazantzakis in: »Rechenschaft vor El Greco«

15 Vgl. Literaturverzeichnis Nr. 130

16 R. Steiner, Die bildende Kunst, Vortrag vom 9. April 1922 in: Die Bedeutung der Anthroposophie im Geistesleben der Gegenwart, GA 82

17 Max Ackermann, 1962, vgl. Literaturverzeichnis Nr. 1 und 2

18 Vergleiche dazu Bissegger, Monica, Musiktherapie im Grenzbereich zwischen Leben und Tod, in: Hoff / In der Schmitten, Hg., Wann ist der Mensch tot? Reinbek 1995, und Gustorff, Dagmar, Musiktherapie mit komatösen Patienten auf der Intensivstation, Dissertation, Witten-Herdecke 1992

19 Hans-Georg Gadamer, aus: Die Seinsvalenz des Bildes, in: Wahrheit und Methode, 1965

20 John Berger aus: Schritte zu einer kleinen Theorie der Sichtbarkeit

21 Vergleiche Stefan Zweig, Literaturverzeichnis Nr. 261

22 Sappho (um 617 v.Chr. bis um 570 oder 560)

23 »Über die ästhetische Erziehung des Menschen«

24 vgl. Lit. Nr. 116.

25 Kunst und Kunsterkenntnis, Taschenbuchausgabe 1991, Seite 33

26 Vgl. dazu R. Steiner a.a.O., S. 38/39 und A. C. Danto, Reiz und Reflexion, München 1994, S. 18

27 Vgl. Literaturverzeichnis Nr. 91

28 Vgl. Literaturverzeichnis Nr. 80

29 R. Steiner, Geisteswissenschaft und Medizin, 1920 (GA 312)

30 Klaus Grawe, Ruth Donati, Friedericke Bernauer, Psychotherapie im Wandel – von der Konfession zur Profession, Göttingen 1994, S. 749 bis 787

31 Erica Pedretti vgl. Ziff. 151 Litverz.

Literaturverzeichnis

1. Ackermann, Max, Verstreute Schriften, Frankfurt 1972, Tagebuch, Stuttgart 1926
2. Ackermann, Max, Der Zeichner, Stuttgart 1994
3. Adamson, Edward, Kunst als Heilungsprozeß, Jungermann, Paderborn 1984
4. Aissen-Crewett, Maike, Kunsttherapie, Köln 1986
5. Altmeier, Marianne, Der kunsttherapeutische Prozeß, Stuttgart 1995
6. Anschütz, Felix, Ärztliches Handeln, Grundlagen, Möglichkeiten, Grenzen, Widersprüche, Darmstadt 1987
7. Apollinaire, G., Die Maler des Kubismus, Frankfurt 1989
8. Bachman, Helen, Malen als Lebensspur, Stuttgart 1985
9. Bahle, Julius, Produktivität und seelische Gesundheit, Hemmenhofen 1978
10. Balz, von K., Rudolf Steiners musikalische Impulse, Dornach 1981
11. Baukus, Peter u. Thies, Jürgen, Aktuelle Tendenzen in der Kunsttherapie, Stuttgart 1993
12. Baumann, E., Aus der Praxis der Heileurythmie, Dornach o. J.
13. Beilharz, G., Hrsg., Erziehen und Heilen durch Musik, Stuttgart 1989
14. Benedetti, Gaetano, Psychiatrische Aspekte des Schöpferischen und schöpferische Aspekte der Psychiatrie, Göttingen 1975
15. Beseelter Marmor. Griechische Skulpturen, Bonn o. J.
16. Bindel, E., Die Zahlengrundlagen der Musik im Wandel der Zeit, Stuttgart 1950
17. Biniek, Eberhard, Psychotherapie mit gestalterischen Mitteln, Darmstadt 1982
18. Bocola, Sandro, Die Erfahrung des Ungewissen in der Kunst der Gegenwart, Zürich 1987
19. Bodemann-Ritter, Klara, Jeder Mensch ist ein Künstler, Gespräche mit Joseph Beuys auf der Dokumenta 1972, Frankfurt 1988
20. Boehm, Gottfried, Was ist ein Bild, München 1994
21. Bridgmont, Peter, Gebärdensprache – Sprachgebärden, Schaffhausen 1989
22. Bühler, W., Der Leib als Instrument der Seele, Stuttgart 1984
23. Bühler, W., Anthroposophie als Zeitforderung, Schaffhausen 1919
24. Capacchione, Lucia, Die Kraft der anderen Hand. Ein Schlüssel zu Intuition und Kreativität, München 1990
25. Chipp, Herschel B., Theories of modern art, University of California Press, Los Angeles/London, 1968
26. Clauser, G., Die vorgeburtliche Entwicklung der Sprache als anthropologisches Problem, Stuttgart 1971
27. Clotscher-Vreeken, Marijke, Musiktherapie

28. Collot-D'Herbois, L., Farbensphären, Bd. I und II, Owingen 1983
29. Condrau, Gion, Kindlers Psychologie des 20. Jahrhunderts
30. Curtius, Mechthild, Theorien der künstlerischen Produktion, Frankfurt 1976
31. Danto, Arthur C., Die Verklärung des Gewöhnlichen, Frankfurt 1993
32. Danto, Arthur C., Reiz und Reflexion, München 1994
33. Dewey, John, Kunst als Erfahrung, Frankfurt 1995
34. Doerffler, W., Das Lebensgefühl in der Musik, Dornach 1975
35. Domma, Wolfgang, Kunsttherapie und Beschäftigungstherapie, Köln 1990
36. Doran, M., Gespräche mit Cezanne, Zürich 1982
37. Dort, J., Heileurythmie mit seelenpflegebedürftigen Kindern, Arlesheim 1958
38. Dreher, V., Studien und Übungen zur Sprachtherapie, Stuttgart 1983
39. Dreifuß-Kattan, Ester, Praxis der klinischen Kunsttherapie, Bern, Stuttgart, Wien 1986
40. Egger, Bettina, Bilder verstehen, Wahrnehmung und Entwicklung der bildnerischen Sprache, Bern 1987
41. Faust, J. / Marburg, F., Zur Universalität des Schöpferischen, Münster / Hamburg 1994
42. Feyerabend, Paul, Wissenschaft als Kunst, Frankfurt 1984
43. Fintelmann, V., Intuitive Medizin, Stuttgart 1987
44. Flam, Jack D., Henri Matisse über Kunst, Zürich 1982
45. Flensburger Hefte, Kunst, Flensburg 1990
46. Frey, Gerhard, Anthropologie der Künste, Freiburg und München 1994
47. Fürmann, M., Die Praxis des Gesanges und der geisteswissenschaftliche Gesichtspunkt, Freiburg 1959
48. Furth, Gregg, Heilen durch Malen, Die geheimnisvolle Welt der Bilder, Olten 1991
49. Gadamer, Hans-Georg, Die Aktualität des Schönen, Stuttgart 1977
50. Giebel, Marion, Sappho, Rheinbek 1980
51. Glöckler, M., Anthroposophie in: Zundel, E.: Spirituelle Wege und transpersonale Psychotherapie, o. J.
52. Glöckler, M. u.a., Anthroposophische Medizin, Stuttgart 1993
53. Goebel, Thomas, Die Quellen der Kunst, Dornach 1982
54. Goerttler, K., Morphologische Sonderstellung des Menschen im Reich der Lebensformen auf der Erde in: Gadamer/Vogler. – Neue Anthropologie, Bd. II, Biologische Anthropologie, 2. Teil, Stuttgart 1972
55. Goethe, J. W., Zur Farbenlehre
56. Gollwitzer, Gerhard, Die Menschengestalt, Stuttgart 1967
57. Gombrich, Ernst, Kunst und Illusion, Stuttgart 1986
58. Goodman, Nelson, Sprachen der Kunst, Frankfurt 1995
59. Gorsen, Peter, Kunst und Krankheit, Metamorphosen der ästhetischen Einbildungskraft, Frankfurt 1980

60. Goyert, A., Ollilainen, P., Simon, L., Treichler, M., Der krebskranke Mensch, Stuttgart 1989
61. Haase, R., Der meßbare Einklang, Grundzüge einer empirischen Weltharmonik, Stuttgart 1976
62. Haftmann, W., Der Mensch und seine Bilder, Köln 1980
63. Handke, Peter, Aber ich lebe nur von den Zwischenräumen, Frankfurt 1990
64. Harlan, Volker, Was ist Kunst? Werkstattgespräche mit Beuys, Stuttgart 1986
65. Hartmann, O. J., Dynamische Morphologie, Frankfurt 1959
66. Hauschka, M., Zur künstlerischen Therapie, Bd. I und II, Boll o. J.
67. Hauschka, M., Die künstlerische Therapie in: Husemann / Wolff, Das Bild des Menschen als Grundlage der Heilkunst, Stuttgart 1986
68. Hauschka, M., Künstlerische Therapie in: Helfen und Heilen durch Kunst. – Neue Wege der Therapie, Stuttgart 1989
69. Heiligtag, H. R., Krebs, Niedernhausen 1990
70. Heinrich, Dieter, Theorien der Kunst, Bd. 1, Frankfurt 1993
71. Hentschel, Martin, Das Abenteuer der Malerei, Ostfildern 1995
72. Himmelsbach, E., Der Ewigkeitsimpuls in der Lebensdramatik großer Musiker, Basel 1983
73. Hippokrates, Schriften, Rheinbek 1962
74. Hippokrates, Fünf auserlesene Schriften, Darmstadt 1984
75. Hippokrates, Fibel, hrsg. von R. Kapferer, Stuttgart 1943
76. Höllerer, W. (Hrsg.), Ein Gedicht und sein Autor, München 1967
77. Holtzapfel, W., Im Kraftfeld der Organe, Dornach 1989
78. Holtzapfel, W. / Siewecke, H. / Treichler, R. Wilmar, F., Arzt und Heileurythmie, Dornach 1984
79. Hübner, Kurt, Die zweite Schöpfung. Das Wirkliche in Kunst und Musik, München 1994
80. Husemann, Armin, Der musikalische Bau des Menschen, Stuttgart 1989
81. Husemann, F./ Wolff, O. Hrsg., Das Bild des Menschen als Grundlage der Heilkunst, 3 Bände, 1977–1981
82. Itten, Johannes, Kunst der Farbe, Ravensburg 1970
83. Jacobi, Jolande, Vom Bilderreich der Seele, Olten, 1969
84. Jacobs, R., Musiktherapie – ein Beitrag aus anthroposophischer Sicht in: Helfen und Heilen durch Kunst, Stuttgart 1989
85. Janke, K. J., Grundlagen und Wesen der Heileurythmie – ihre Bedeutung bei der Behandlung von behinderten Kindern, Erlangen / Nürnberg 1987
86. Jaspers, Karl, Der Arzt im technischen Zeitalter, München 1986
87. Kahler, M., Die Auflösung der Form, München 1971
88. Kandinsky, W. u. Marc, Franz, Der blaue Reiter, München 1984
89. Kandinsky, Wassily, Über das Geistige in der Kunst, Bern 1952
90. Kandinsky, Wassily, Essays über Kunst und Künstler, Bern 1973

91. Kandinsky, Wassily, Rückblicke, Bern o. J.
92. Kirchner-Bockholt, M., Grundelemente der Heileurythmie, Dornach o. J.
93. Klee, Paul, Tagebücher, Köln 1979
94. Knieriem J., Musiktherapie in: Musik in Geschichte und Gegenwart, Kassel 1977
95. Knieriem, J., Heilende Kräfte der Musik in: Musica, Kassel 1969
96. Knieriem, J., Zwischen Hören und Bewegen, Wuppertal 1988
97. Kobbert, Max J., Kunst – Psychologie, Darmstadt 1986
98. König / Arnim / Herberg, Sprachverständnis und Sprachbehandlung, Stuttgart 1978
99. König, K., Musiktherapie in der Heilpädagogik, in: Teirich, Musik in der Medizin, Stuttgart 1958
100. Koob, O., Gesundheit, Krankheit, Heilung, Stuttgart 1978
101. Kreidler, Hans u. Kreidler, Sulamith, Psychologie der Kunst, Stuttgart/Berlin/ Köln 1980
102. Kries, Ernst u. Kurz, Otto, Die Legende vom Künstler. Ein geschichtlicher Versuch, Frankfurt 1980
103. Kuhn, Dorothea, Typus und Metamorphose, Marbach 1988
104. Kultermann, Udo, Kleine Geschichte der Kunsttheorie, Darmstadt 1987
105. Landgarten, Helen B., Klinische Kunsttherapie. Ein umfassender Leitfaden, Karlsruhe 1991
106. Lange, A.von, Mensch, Musik und Kosmos. Anregungen zu einer goetheanistischen Tonlehre, Band II, Freiburg 1960
107. Lauer, H. E., Entwicklung der Musik im Wandel der Tonsysteme, Köln/Bad Liebenzell 1960
108. Leonardo da Vinci, Traktat über die Malerei
109. Leonhard, Kurt, Augenschein und Inbegriff, Stuttgart 1953
110. Leonhard, Kurt, Die heilige Fläche
111. Liebermann, Max, Vision der Wirklichkeit, Frankfurt 1993
112. Liedtke, Rüdiger, Die Vertreibung der Stille, Wiesbaden 1985
113. Lievegoed, B., Lebenskrisen. – Lebenschancen, München 1979
114. Lievegoed, B., Der Mensch an der Schwelle, Stuttgart 1985
115. Lievegoed, B. C. J., Maat., Rhythme – Melodie, Zeijst 1969
116. Lord, James, Alberto Giacometti – ein Porträt, Königstein 1993
117. Lorentz-Poschmann, A., Therapie durch Sprachgestaltung, Dornach,1981
118. Lorentz-Poschmann, A., Die Sprachwerkzeuge und ihre Laute, Dornach 1983
119. Löwenfeld, Viktor, The nature of creativ activity, London 1952
120. Luban-Plozza, Boris, Musik und Psyche, Basel 1988
121. Maler, Thomas, Klinische Musiktherapie, Hamburg 1989
122. Martens, M. G., Rhythmen der Sprache, Dornach 1976
123. Matthis, H., Über Kunst, Zürich 1982

124. Matthis, Klaus, Schönheit, Nachahmung, Läuterung, Frankfurt/New York 1988

125. Maur, Karin von, Vom Klang der Bilder – die Musik in der Kunst des 20. Jh., München 1985

126. Mees-Christeller, Eva, Kunsttherapie in der Praxis, Stuttgart 1988

127. Menzen, Karl-Heinz, Vom Umgang mit Bildern, Beiträge zur Kunsttherapie, Köln 1990

128. Menzen, Karl-Heinz, Kunsttherapie zur Geschichte der Therapie mit Bildern, Frankfurt 1992

129. Möller, H. J., Geschichte und Gegenwart musiktherapeutischer Konzeptionen, Stuttgart 1971

130. Moore, Henry, Die menschliche Gestalt aus: Über die Plastik – ein Bildhauer sieht seine Kunst, hrsg. von Ph. James, in: Lust an der Kunst, München 1991

131. Mozart, W. A., Briefe, Zürich 1988

132. Muche, F., Intervallstudien, München 1982

133 Muche, F., Die Kunsttherapie unserer Zeit, München 1980

134. Müller, Ch. (Hg.), Die Gedanken werden handgreiflich, Berlin/Heidelberg/New York 1993

135. Müller, H., Von der heilenden Kraft des Wortes und der Rhythmen, Stuttgart 1967

136. Müller-Wiedemann, S., Über die Anwendung von Musik und Eurythmie in der Behandlung hör- und sprachgeschädigter Kinder in: Aspekte der Heilpädagogik, Stuttgart 1969

137. Murken, Axel H., Joseph Beuys und die Medizin, Münster 1979

138. Muschg, Adolf, Literatur als Therapie? Frankfurt 1981

139. Neumann, Eckhard, Künstlermythen. Eine psychohistorische Studie über Kreativität, Frankfurt/New York 1986

140. Neumann, Erich, Der schöpferische Mensch, Frankfurt 1995

141. Neumayr, Anton, Musik und Medizin, Wien 1990

142. Nolde, Emil, Mein Leben, Köln 1976

143. Nordoff, P. / Robins, C., Musik als Therapie für behinderte Kinder, Stuttgart 1975

144. Oberkogler, F., Realisierung des Geistes durch die Kunst und die künstlerische Inspiration, Freiburg 1975

145. Oberkogler, Die seelenbildenden Kräfte der Musik, Freiburg 1976

146. Oberkogler, Vom Wesen und Werden der Musikinstrumente, Freiburg 1985

147. Oberkogler, F., Heilende Kräfte der Musik – geisteswissenschaftliche Aspekte zur Musiktherapie, Freiburg 1978

148. Ohff, Heinz, Kunst ist Utopie, Bertelsmann, München/Wien 1972

149. Ollilainen, P., Heileurythmie in der Behandlung krebskranker Patienten, in: Der krebskranke Mensch, Stuttgart 1989

150. Panofsky, E., Sinn und Deutung in der bildenden Kunst, Köln 1975

151. Pedretti, Erica, Valerie oder Das unerzogene Auge, Frankfurt 1991

152. Petersen, Peter, Ansätze kunsttherapeutischer Forschung, Berlin 1990

153. Petersen, Peter, Der Therapeut als Künstler, Paderborn 1987

154. Petersen, Peter, Strukturen therapeutischen Handelns, Stuttgart 1987

155. Petzold, Hilarion u. Orth, Ilse, Die neuen Kreativitätstherapien, Handbuch der Kunsttherapie, Bd. I und II, Paderborn 1990

156. Pfrogner, H., Die sieben Lebensprozesse – eine musiktherapeutische Anregung, Freiburg 1978

157. Pfrogner, H., Lebendige Tonwelt zum Phänomen Musik, München 1978

158. Piper, Klaus, Lust an der Kunst, München u. Zürich 1991

159. Prinzhorn, Hans, Die Bildnerei der Geisteskranken, Heidelberg/Berlin 1922

160. Pürmann, K. / Schurian, W., Kunsttherapie, Münster 1994

161. Pütz, R. M., Kunsttherapie, Stuttgart o. J.

162. Rattner, J. und Danzer, G., Kunst und Krankheit in der Psychoanalyse, München 1993

163. Rech, Peter, Abwesenheit und Verwandlung. Das Kunstwerk als Übergangsobjekt, Basel 1981

164. Reich-Ranicki, M., Herz, Arzt und Literatur, Zürich 1987

165. Renold, M., Von Intervallen, Tonleitern und Tönen, Dornach o. J.

166. Rheingaus, H., Vergleichende Untersuchung der Wirkung einer aktiv trainierenden und einer künstlerisch übenden Bewegungstherapie bei einer kardiologischen Rehabilitation, Marburg 1983

167. Rilke, R. M., Von Kunstdingen, Leipzig und Weimar 1981

168. Rilke, R.M., Gesammelte Werke, Frankfurt

169. Rudloff, Diether, Die Parabel der sieben Künste, Schaffhausen 1987

170. Ruland H., Ein Weg zur Erweiterung des Tonerlebens, Basel 1981

171. Ruland, H., Musik als erlebte Menschenkunde, Stuttgart/Kassel 1990

172. Salber, Wilhelm, Kunst, Psychologie, Behandlung, Bonn 1986

173. Sandblom, Ph., Kreativität und Krankheit, Berlin/Heidelberg/New York 1990

174. Schickel, Joachim, Sappho, Strophen und Verse, Frankfurt 1978

175. Schipperges, H., Moderne Medizin im Spiegel der Geschichte, Stuttgart 1970

176. Schlaffhorst, C. / Andersen, H., Atmung und Stimme, Wolfenbüttel/Berlin 1928

177. Schmeer, Gisela, Krisen auf dem Lebensweg, München 1994

178. Schottenloher, Gertraud, Kunst- und Gestaltungstherapie. Eine praktische Einführung, München 1989

179. Schottenloher, Gertraud, Wenn Worte fehlen, sprechen Bilder. Bildnerisches Gestalten und Therapie, München 1994

180. Schüppel, M., Beobachtungen an bewegungsgestörten Kindern, in: Das seelenpflegebedürftige Kind, 15. Jahrgang, Heft 2, 1968

181. Schuster, Martin, Kunsttherapie, Die heilende Kraft des Gestaltens, Köln 1988
182. Schuster, Martin u. Beisel, Horst, Kunstpsychologie. Wodurch Kunstwerke wirken, Köln 1978
183. Schuster, V., Was passiert, wenn wir Musik hören? In: Musiktherapeutische Umschau, Heft 3, Bd. V, 1984
184. Sedlmayr, H., Verlust der Mitte, Frankfurt 1977
185. Seifert, Josef, Das Leib-Seele-Problem, Darmstadt 1989
186. Sele, Gert, Gebrauch der Sinne, Hamburg 1988
187. Siewecke H., Anthroposophische Medizin, 2 Bände, Dornach 1967 und 1982
188. Slezak-Schindler, C., Künstlerisches Sprechen im Schulalter, Stuttgart 1978
189. Slezak-Schindler, C., Der Schulungsweg der Sprachgestaltung, Dornach 1985
190. Smeijsters, Henk, Musiktherapie als Psychotherapie, Stuttgart u. Jena 1994
191. Sontag, S., Krankheit als Metapher, Frankfurt 1981
192. Specht, J. / Tautz, C., Heileurythmie und Medizin, Stuttgart 1986
193. Steffen, Albert, Werke in 4 Bänden, Stuttgart 1984
194. Steiner R., Das Rätsel des Menschen, 1916, GA 170, Dornach 1964
195. Steiner, R., Grundlinien einer Erkenntnistheorie der goetheschen Weltanschauung, GA 2, Dornach 1979
196. Steiner, R., Wie erlangt man Erkenntnisse der höheren Welten? GA 10, Dornach 1982
197. Steiner, R., Wege der Übung, Thementaschenbücher, Bd. 1, hrsg. von S. Leber, Stuttgart 1982
198. Steiner, R., Spirituelle Psychologie, Thementaschenbücher, Bd. II, hrsg. von M. Treichler, Stuttgart 1984
199. Steiner, R., Kunst und Kunsterkenntnis, GA 271, Dornach 1985
200. Steiner, R., Kunst im Lichte der Mysterienweisheit, GA 275, Dornach 1980
201. Steiner, R., Das Künstlerische in seiner Weltmission, GA 276, Dornach 1982
202. Steiner, R., Wege zu einem neuen Baustil, GA 286, Dornach 1982
203 Steiner, R., Der Dornacher Bau als Wahrzeichen geschichtlichen Werdens und künstlerischer Umwandlungsimpulse, GA 287, Dornach 1985
204. Steiner, R., Stilformen des Organisch Lebendigen, GA 288, Dornach o. J.
205. Steiner, R., Der Baugedanke des Goetheanum, GA 289/290, Dornach o. J.
206. Steiner, R., Farberkenntnis, GA 291 A, Dornach 1990
207. Steiner, R., Kunstgeschichte als Abbild innerer geistiger Impulse, GA 292, Dornach 1981
208. Steiner, R., Das Wesen des Musikalischen und das Tonerlebnis des Menschen, GA 283, Dornach 1989
209. Steiner, R., Sprachgestaltung und dramatische Kunst, GA 282, Dornach 1981
210. Steiner, R., Die Kunst der Rezitation und Deklamation, GA 281, Dornach 1987

211. Steiner, R., Methodik und Wesen der Sprachgestaltung, GA 280, Dornach 1983
212. Steiner, R., Eurythmie, die Offenbarung der sprechenden Seele, GA 227, Dornach 1980
213. Steiner, R., Die Entstehung und Entwicklung der Eurythmie, GA 277 A, Dornach 1982
214. Steiner, R., Eurythmie als sichtbarer Gesang, GA 278, Dornach 1984
215. Steiner, R., Eurythmie als sichtbare Sprache, GA 279, Dornach 1980
216. Steiner, R., Heileurythmie, GA 317, Dornach 1985
217. Steiner, R., Geisteswissenschaft und Medizin, GA 312, Dornach 1985
218. Steiner, R., Geisteswissenschaftliche Gesichtspunkte zur Therapie, GA 313, Dornach 1984
219. Steiner, R., Physiologisch-therapeutisches auf Grundlage der Geisteswissenschaft zur Therapie und Hygiene, GA 314, Dornach 1989
220. Steiner, R., Meditative Betrachtungen und Anleitungen zur Vertiefung der Heilkunst, GA 316, Dornach 1987
221. Steiner, R., Heilpädagogischer Kurs, GA 317, Dornach 1985
222. Steiner, R., Das Zusammenwirken von Ärzten und Seelsorgern, GA 318, Dornach 1984
223. Steiner, R., Anthroposophische Menschenerkenntnis und Medizin, GA 319, Dornach 1982
224. Steiner, R., Gesundheit und Krankheit, Thementaschenbücher, Bd. 10, hrsg. von O. Wolff, Stuttgart 1983
225. Steiner, R. / Wegman, I., Grundlegendes für eine Erweiterung der Heilkunst, GA 27, Dornach 1984
226. Steiner, Rudolf, Die Bedeutung der Anthroposophie im Geistesleben der Gegenwart. – Vorträge 7.–12. April 1922, Dornach 1957
227. Struben, Friedhelm, Bilder als Zugang zu einer schwierigen Patientin. Ein psychosomatisches Trainingsbuch, Stuttgart 1991
228. Suzuki, Daisetz T., Zen und die Kultur Japans, Stuttgart/Berlin 1957
229. Teirich, H. R., Musik in der Medizin, Stuttgart 1958
230. Tellenbach, H., Schwermut, Wahn und Fallsucht in der abendländischen Dichtung, Hürtgenwald 1992
231. Thies, J., Bilder von Behinderten, Nürtingen 1987
232. Treichler M., Sprechstunde Psychotherapie, Stuttgart 1993
233. Treichler M., Hrsg., Biographie und Krankheit, Stuttgart 1995
234. Treichler, M., Die anthroposophischen Kunsttherapien, in: Anthroposophische Medizin, hrsg. von M. Glöckler, Stuttgart 1993
235. Treichler, R., Der schizophrene Prozeß, Stuttgart 1981
236. Treichler, R., Erweiterung der Psychiatrie durch Anthroposophie, Dornach 1984

237. Treichler, R., Die Entwicklung der Seele im Lebenslauf, Frankfurt 1984, Stuttgart 1990
238. Treichler, R., Grundzüge einer geisteswissenschaftlich orientierten Psychiatrie, in: Husemann/Wolff: Das Bild des Menschen als Grundlage der Heilkunst, Bd. 3, Stuttgart 1986
239. Treichler, R., Friedrich Hölderlin – Leben und Dichtung / Krankheit und Schicksal, Stuttgart 1987
240. Treichler, R., Vom Wesen der Hysterie, Stuttgart o. J.
241. Treichler, R., Vom Wesen der Epilepsie, Stuttgart 1979
242. Tuchmann, M. / Frieman, J., Das Geistige in der Kunst, Stuttgart 1988
243. Türk, K. H. u. Thies, J., Therapie durch künstlerisches Gestalten, Stuttgart 1986
244. Türk, K. H. u. Thies, J., Kunst und neues Menschenbild. Dialoge und Wege, Nürtingen 1988
245. Urban, Monika, Überlebenszeichen. Aids. Bilder und Texte, München 1990
246. van Dijk-Pape, C. Q., Musiktherapie, Den Haag 1961
247. Vogel, L., Der dreigliedrige Mensch, Dornach o. J.
248. Vollard, A., Erinnerungen eines Kunsthändlers, Zürich 1980
249. von der Heide, P., Hrsg., Therapie seelischer Erkrankungen aus anthroposophischer Sicht, Stuttgart 1979
250. von der Heide, P., Das therapeutische Gespräch, Stuttgart 1980
251. von der Heide, P., Zur künstlerischen Therapie, Band III, Boll o. J.
252. van der Pals, Der Mensch »Musik«, Dornach 1969
253. Wachsmuth, G., Die ätherischen Bildekräfte in Kosmos, Erde und Mensch, Dornach 1924
254. Weiss, Evelyn, Der andere Blick, Köln 1986
255. Werbeck, V., Die Schule der Stimmenthüllung, Dornach 1975
256. Willms, Wibke, Fliegen ins Blau. Erfahrungen zwischen Kunst und Therapie, Rosenheim 1988
257. Winnicott, Donald W., Vom Spiel zur Kreativität, Stuttgart 1985
258. Witzenmann, Herbert, Die Philosophie der Freiheit als Grundlage künstlerischen Schaffens, Arlesheim 1980
259. Zacharias, Thomas, Blick der Moderne. Einführung in die Kunst, München/Zürich 1984
260. Ziemann, J., Die Musik in der medizinischen Therapie und Praxis des 19. Jh., Frankfurt 1970
261. Zweig, Stefan, Das Geheimnis des künstlerischen Schaffens, Frankfurt 1981
262. Zweig, Stefan, Die Welt von Gestern, Frankfurt 1975
263. Zweig, Stefan, Tagebücher, Frankfurt 1984
264. Zweig, Stefan u. Rilke, Rainer Maria, Briefe und Dokumente, Frankfurt 1987
265. Die Kunst und die Situation des Menschen im 20. Jh., Albstadt 1989

Zeitschriften:

The Arts in Psychotherapy, an international journal, Robert L. Landy, New York
    University, Verlag Pergamon, USA
American journal of Art Therapy, Ed. by E. Ulman, Vermont, USA
Kunst und Therapie, Zeitschrift zu Fragen ästhetischer Erziehung, P. W. Rech u. S.
    Schütz, Köln
Musik-, Tanz- und Kunsttherapie, Zeitschrift für künstlerische Therapien, Göttingen
Kunstforum International »Die aktuelle Zeitschrift für alle Bereiche der bildenden
    Kunst«, D. Bechtloff, Ruppichterot (BRD)
Evolution, Ottersberger Schriftenreihe für Kunst und Kunsttherapie, Forschungs-
    stelle der freien Kunststudienstätte Ottersberg

Wie finde ich einen anthroposophischen Kunsttherapeuten in meiner Nähe?
Anfragen können gerichtet werden an:

Verein für anthroposophisches Heilwesen e.V.
Johannes Kepler Str. 58
75378 Bad Liebenzell-Unterlengenhardt

Berufsverband für anthroposophische Kunsttherapie e.V.
Urachstr. 44
79102 Freiburg
Telefax Nr. 0761/74672

Berufsverband Heileurythmie e.V.
Heubergstr. 15
70188 Stuttgart

Informationen über Ausbildungsmöglichkeiten in anthroposophischen
Kunsttherapien:

Berufsverband für anthroposophische Kunsttherapie e.V.
Urachstr. 44
79102 Freiburg

Berufsverband Heileurythmie e.V.
Heubergstr. 15
70188 Stuttgart

Europäische Akademie für anthroposophische Kunsttherapie
Choisyweg 2
NL–3701 TA Zeist

Medizinische Sektion der Freien Hochschule für Geisteswissenschaft am Goetheanum
Postfach 134
CH–4143 Dornach / Schweiz

Blätter zu Berufskunde, hrsg. von der Bundesanstalt für Arbeit, zu beziehen über die Arbeitsämter oder über den Buchhandel:
Es gibt ein Heft über das Berufsbild des Heileurythmisten / Heileurythmistin, und ein Heft zum Berufsbild des Kunsttherapeuten / Kunsttherapeutin der verschiedenen künstlerischen und therapeutischen Fachrichtungen, Neuerscheinung 1996.